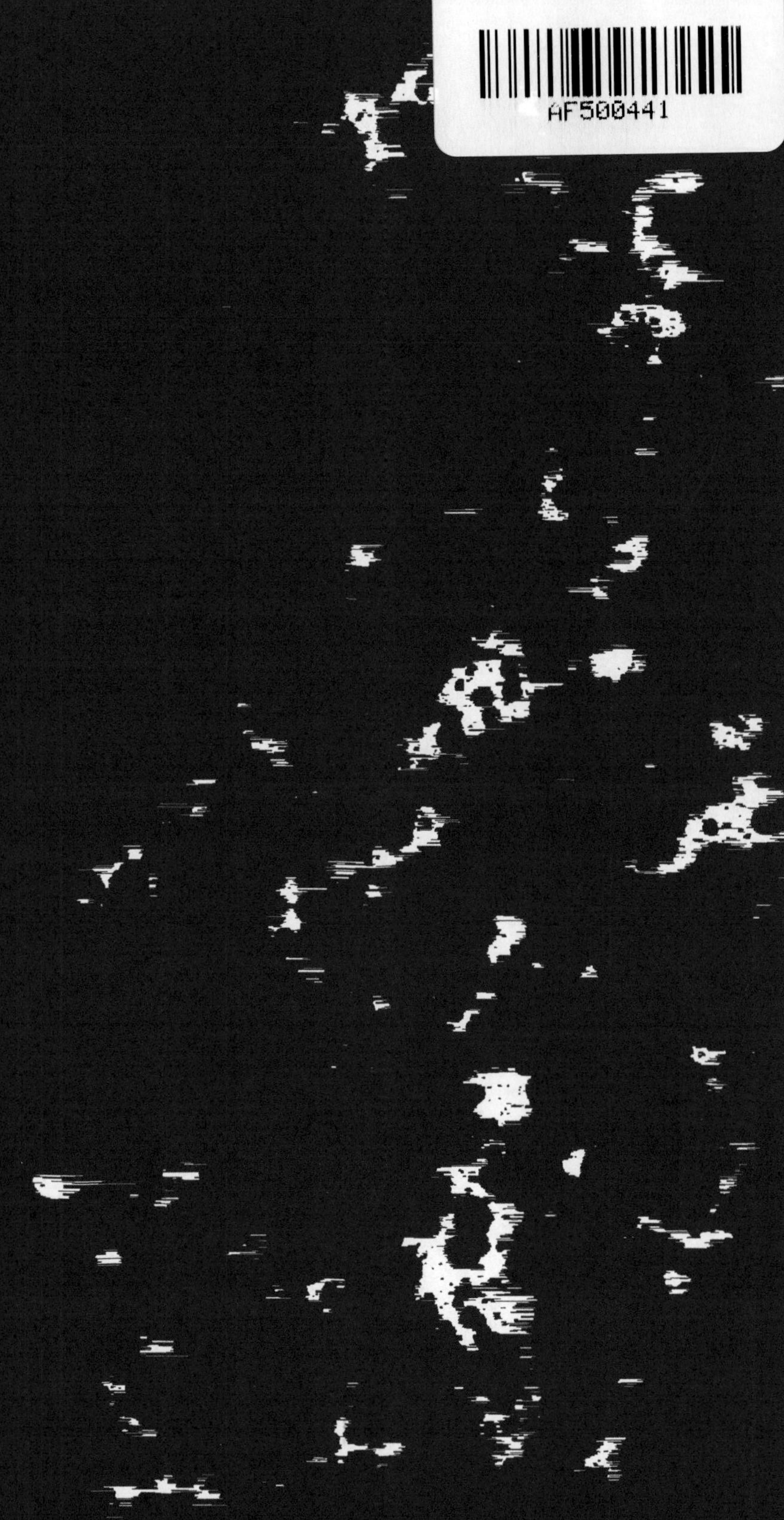

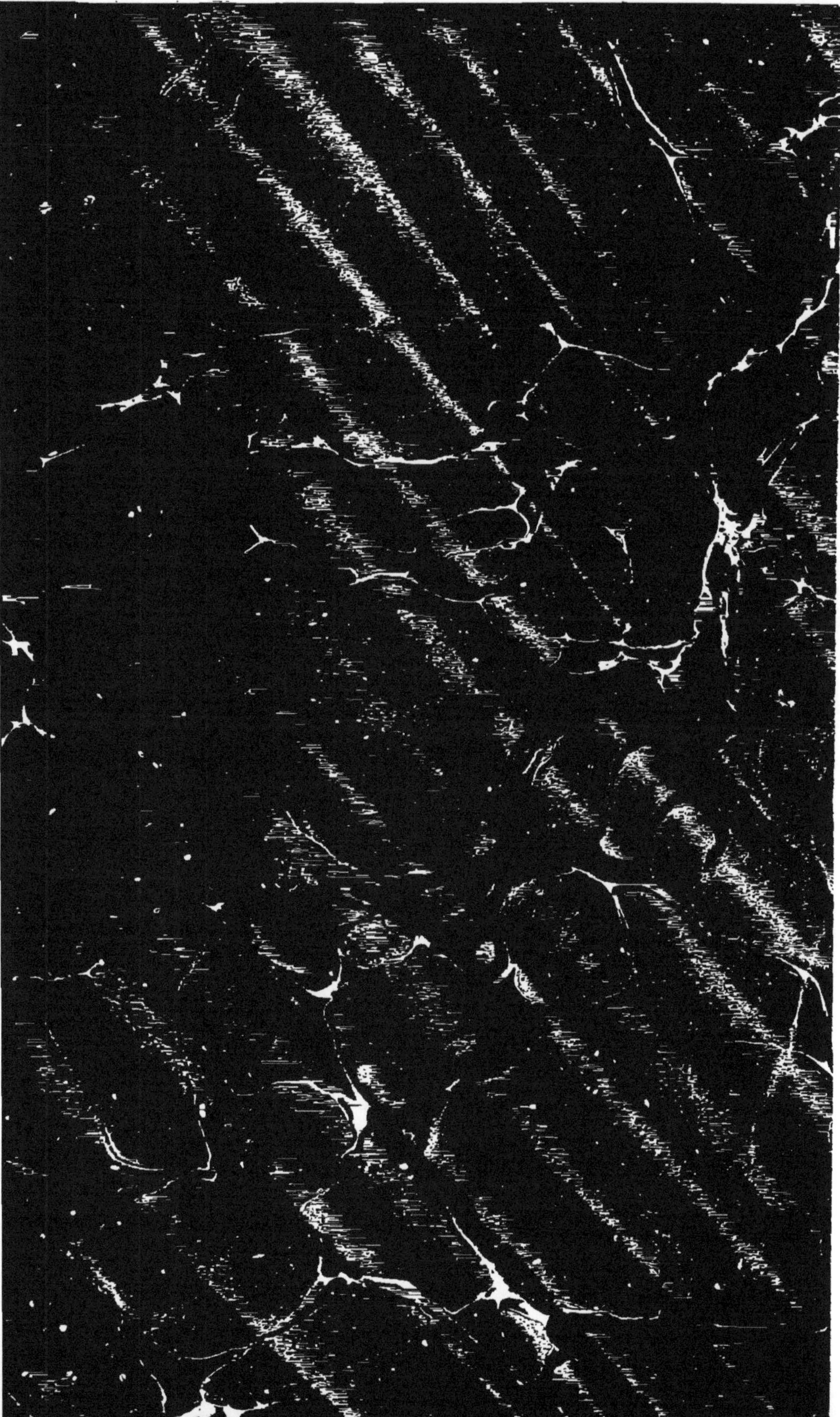

# MÉMOIRES

DE

# MÉDECINE PRATIQUE.

# MÉMOIRES

## DE

# MÉDECINE PRATIQUE,

SUR le climat et les maladies du Mantouan ; sur le quinquina ; sur la cause fréquente des diarrhées chroniques des jeunes soldats ; et sur l'épidémie actuelle de Nice ;

*PAR F. E. FODERÉ, auteur du* Traité de médecine légale et d'hygiène publique, *ancien médecin des hôpitaux civils et militaires, et professeur de physique et de chimie expérimentales à l'Ecole centrale de Nice.*

A PARIS,

Chez CROULLEBOIS, libraire de la Société de Médecine, rue des Mathurins-Sorbonne, n.° 398.
Et au Magasin de Librairie, cloître S. Benoit, n. 357.

AN VIII. — 1800.

A MON BEAU PÈRE

# FRANÇOIS MOULLARD,

*Doyen du ci-devant Collége de Médecine de Marseille;*

VIEILLARD VÉNÉRABLE,

QUI A EXERCÉ AVEC DIGNITÉ PENDANT 65 ANS

LE PLUS NOBLE DES ARTS;

QUI,

DOUÉ PAR LA NATURE DE CETTE PERSPICACITÉ

ET DE CE COUP-D'ŒIL QUI FONT LE VÉRITABLE MÉDECIN,

A RENDU UN SERVICE ESSENTIEL A SON PAYS,

EN DIRIGEANT

VERS UNE SAINE PRATIQUE

L'ESPRIT DES DISCIPLES QUI L'ONT SUIVI

AU LIT DES MALADES.

Témoignage d'amour filial, de respect et de reconnaissance.

F. E. FODERÉ, D. M.

# TABLE
## DES MÉMOIRES
### CONTENUS DANS CE RECUEIL.

Fin de la Table.

# MÉMOIRES
## DE
# MÉDECINE PRATIQUE.

## AVANT-PROPOS.

La situation marécageuse, et par conséquent insalubre du Mantouan, plus encore l'exemple tout récent de vingt mille personnes, tant soldats autrichiens qu'habitants, mortes de fièvres contagieuses pendant le siége et blocus de cette ville, déterminèrent sagement les autorités militaires de l'armée française à n'y souffrir aucun hôpital, pas même l'hôpital civil, qui fut transféré *alla Madonna delli Angioli*, à cinq milles de là : seulement on établit à un mille de distance, du côté de la citadelle, une ambulance dans une vaste maison nommée *la Favorite*, où les malades, soit de la garnison, soit évacués de toutes parts et aboutissant à Mantoue, avaient le repos d'une nuit pour être évacués le lendemain sur *Bozolo*, distant de dix-huit milles, d'où ceux qui pouvaient supporter un transport plus long étaient envoyés dans les divers hôpitaux de la Lombardie ; et ceux qui ne le pouvaient pas y étaient traités jusqu'à guérison.

L'hôpital de Bozolo a donc été l'unique endroit de tout le Mantouan où l'on ait traité les malades de l'armée, et c'est là par conséquent que l'on a pu prendre une juste idée des maladies qui affligent les militaires dans cette division de l'Italie. Or, comme j'en ai fait le service pendant cinq mois, j'ai eu occasion de noter plusieurs faits dont les livres seuls n'auraient pu me persuader, et dont la connaissance ne peut qu'être avantageuse à tout médecin d'armée, qui sera dans le cas de pratiquer pour la première fois dans ces contrées.

La petite ville de Bozolo se trouvant sur la route de Crémone à Mantoue, indépendamment de la commodité qu'elle présente pour les évacuations, est encore un des sites les moins insalubres du Mantouan : cependant, quoique moins insalubre que Mantoue même, elle participe également de ces causes éloignées de fièvres intermittentes et rémittentes pétéchiales qui caractérisent la contrée à laquelle elle appartient. Plusieurs fois les malades de l'armée, qui y étaient venus pour d'autres incommodités sporadiques, ont été affligés des maladies endémiques du lieu, au point que j'ai été obligé d'en évacuer plusieurs avant le terme complet de la guérison de leurs premières infirmités, crainte que la complication ne les fît périr.

Il n'y a rien qui étonne en cela, le terroir de Bozolo étant, comme celui de tout le Mantouan, entrecoupé de fossés remplis d'eau croupissante : les fossés qui entourent le château en sont remplis ; et telle est l'insouciance des habitans sur cet article, que la plupart des rues n'étant point pavées, conservent l'eau de la pluie jusqu'à son entière évaporation.

Le monastère de *San Bénédetto*, distant de douze milles de Mantoue, au-delà du Pô, avait présenté, il est vrai, un établissement considérable pour un hôpital : la beauté du lieu l'avait fait choisir, et l'on y devait rassembler deux à trois mille malades ; j'y fus même envoyé dans le mois de ventose an 5, pour en dresser la topographie médicale ; mais ce projet a été, heureusement pour les malades, plusieurs mois sans exécution : car, indépendamment du risque qu'il y a à rassembler un si grand nombre d'hommes dans un même local, et surtout dans la province de Mantoue, les marais qui entourent cet édifice, et qui se prolongent dans la campagne, le peu de profondeur des puits, l'inspection des registres des naissances et des morts, etc. me rendirent très-suspect ce lieu si agréable en apparence, et me décidèrent à dresser un rapport peu favorable aux vues intéressées des entrepreneurs: néanmoins la cupidité l'emporta à la fin; mais ce ne fut que pour peu de temps, le traité de *Campo Formio* ayant fait refluer la plûpart des troupes vers la Lombardie : de sorte qu'on peut dire que l'hôpital de Bozolo a été le seul où l'on ait pu faire pertinemment des observations suivies sur les maladies du Mantouan.

Ce n'est pas seulement sur les militaires confiés à mes soins que j'ai fait des observations, mais encoredans une pratique abondante parmi les habitans de ces contrées. Me défiant de moi-même dans un pays nouveau pour moi, j'ai commencé par lire tout ce qu'ont écrit les médecins de Mantoue, Regio, Ferrare, Rome et Véronne, sur les maladies endémiques de leur pays ; j'ai ensuite lié connaissance avec les médecins et les curés des diverses communautés de la province, et je n'ai pas hésité de les consulter dans différens cas ; il m'en est résulté la satisfaction de rendre à la santé un grand nombre de personnes, et de présenter au public un travail que je crois exact sur les maladies qui sont les sujets de ces Mémoires.

Le quinquina et le camphre sont deux remèdes héroïques, sur les propriétés desquels les médecins ne sont pas encore tout-à-fait d'accord : ayant été obligé de les employer chaque jour et à grande dose, j'ai été à même d'estimer la manière d'agir de ces remèdes, et les cas où ils conviennent et ceux où ils ne conviennent pas, non d'après des hypothèses, mais d'après les données d'une pratique heureuse. Le public ne peut donc que me savoir gré de ce que j'en dirai dans ces Mémoires.

La dyssenterie et la diarrhée chronique sont, de toutes les maladies, celles qui ont été les plus meurtrières dans les armées françaises; la diarrhée chronique est particuliérement la maladie des jeunes soldats qu'on voit dépérir et s'éteindre sans qu'on puisse arrêter le cours de ce fléau, ni par les astringens, ni par tel autre remède. Cette maladie est proprement l'opprobre des médecins d'armée. Affligé du peu de succès que je retirai de diverses méthodes, je me décidai à faire l'ouverture de tous ceux qui périraient de cette maladie : j'ai trouvé constamment la même cause, bien différente de ce à-quoi je me serais attendu; et si la découverte que j'en ai faite n'a souvent pas contribué pour beaucoup à la guérison de la même maladie, il m'en est résulté du moins la consolation d'agir avec connaissance de cause, de n'avoir pas à me reprocher la perte des malades, et de pouvoir indiquer les moyens de prévenir un pareil désordre, dans les cas où une autorité sage et humaine voudrait et pourrait subordonner ses opérations aux loix de l'hygiène.

Quelqu'un dira peut-être qu'il est d'un moindre intérêt de connaître les maladies qui affligent des pays lointains; mais je le prie d'observer qu'indépendamment de plusieurs autres raisons, les fièvres pétéchiales rémittentes et intermittentes malignes ne sont pas tellement propres au Mantouan, qu'elles n'affligent également toutes les autres contrées de la terre qui se trouvent dans quelque circonstance physique analogue à celle du Mantouan. Les pétéchies accompagnent très-souvent, en France, les fièvres qu'on nomme *malignes*; elles sont propres à l'épidémie qui afflige Nice dans le temps présent, et elles se manifestent presque toujours dans les constitutions humides de l'air. Quant aux fièvres périodiques, on sait qu'elles sont beaucoup plus fréquentes qu'on ne le croyait autrefois, indépendamment de celles qui sont le mieux caractérisées et qui paraissent partout en été et en automne: l'administration du quinquina se trouve par conséquent d'une nécessité plus générale aujourd'hui qu'alors que le type continu était presque l'unique boussole des médecins, toutes les fois qu'ils n'observaient pas une rémittence très-marquée.

Plusieurs auteurs, il est vrai, ont déja écrit très au long sur les fièvres intermittentes malignes; mais le médecin qui a vécu au milieu d'elles, dans une sollicitude continuelle pour leur traitement, ne doit pas craindre de combler la mesure, d'autant plus qu'il est utile à l'art qu'on fasse paraître par fois quelque écrit basé sur la véritable médecine pratique, trop abandonnée aujourd'hui pour de vaines spéculations de théorie qui n'ont jamais guéri un seul malade. Croirait-on que tandis que les librairies scholastiques de Milan, Pavie et Gènes étaient remplies de brochures contenant lesdisputes des Browniens et des Oxygénistes, je n'ai pu y trouver un seul exemplaire de l'ouvrage immortel de Torti, ce médecin bienfaiteur de l'Italie, parce que, me dirent les libraires, ni les étudians ni les professeurs n'achetaient plus de pareils livres?

Les médecins justifient ainsi en quelque façon l'espèce d'ascendant que les charlatans et les empiriques ont pris sur eux; car la médecine étant essentiellement une profession active, il est naturel que le malade préfère celui qui opère à celui qui ne sait que raisonner. Les pères de notre art l'avait appris au lit des malades:

aujourd'hui on se croit médecin, parce qu'on a imaginé quelque système abstrus dans son cabinet ! O comble du délire !

Mais qu'importent ces fantaisies du moment ? Elles doivent faire le triomphe de la médecine hippocratique, qui toujours grande dans ses principes, toujours sûre dans ses résultats, est la seule piscine où l'humanité puisse trouver quelque soulagement à ses maux.

Ce recueil ne devait contenir que cinq Mémoires ; mais l'épidémie de Nice s'étant déclarée, et ayant été requis par l'ordonnateur Lambert de me rendre à l'hôpital militaire d'Aix, formé nouvellement pour recevoir les malades de Nice, où j'ai fait le service depuis le 25 brumaire jusqu'au 10 pluviose, j'ai cru également utile de tracer une histoire de cette épidémie, afin d'intéresser le Gouvernement au sort de ceux qui y sont exposés, si cet écrit avait le bonheur de tomber dans les mains de quelques-uns de ses membres.

*Marseille, 27 pluviose an* 8.

# PREMIER MÉMOIRE.

## *De l'air et du sol du Mantouan, de la constitution physique de ses habitans, et des maladies auxquelles ils sont le plus sujets.*

Précis de la topographie médicale du Mantouan.

Le Mantouan est enclavé entre le Crémonois, à l'ouest; le Ferrarois, à l'est; le Parmesan, au sud; la terre-ferme de Venise et le lac de Garde, au nord. Le Pô le traverse de l'ouest à l'est, et il est de plus arrosé par plusieurs rivières, dont les principales sont l'*Oglio* et le *Mincio*.

Depuis Crémone jusqu'à l'embouchure du Pô, le terrain du Mantouan et du Ferrarois forme un plan doucement incliné à l'horizon, dont la base est de niveau avec les eaux de l'Adriatique; aussi le voyageur s'aperçoit-il qu'il respire un air plus pur et plus sec, à mesure qu'il s'éloigne davantage du Mantouan et qu'il pénètre plus avant dans la Lombardie.

Les vents dominants dans ce pays sont le sud et l'ouest. Le niveau du Ferrarois avec la mer Adriatique, fait que le lit du Pô n'ayant presque point de pente, les eaux de ce fleuve sont presque stagnantes, par conséquent aussi les eaux des rivières qui s'y jettent; et ce qui fait aussi qu'elles débordent toutes les fois que la mer est grosse.

C'est, à mon avis, dans la difficulté qu'éprouvent les eaux du Pô à traverser celles de l'Adriatique et à se mêler de suite avec elles, qu'on doit placer la première cause de la stagnation des eaux qui arrosent le Ferrarois, le Mantouan et quelques autres contrées par où ce fleuve passe; le Pô y est par-tout à la hauteur des terres, il filtre dans leur sein, il fournit dans les puits l'eau que boivent les habitans, à un, deux et même trois milles de distance de son cours, ainsi que je m'en suis assuré complètement; il déborde souvent et ravage les campagnes voisines, ainsi que les sables l'attestent. Mais toutes les rivières aboutissent au Pô, toute l'eau des pluies, ramassée dans les fossés, aboutit aux rivières : il suit donc que tout est stagnant quand ce fleuve est ralenti dans son cours, ce qui arrive fort souvent; il suit aussi que toutes les vues particulières sur le desséchement des marais et pour l'écoulement des eaux ne seront jamais que des vues infructueuses, tant qu'on n'attaquera pas le mal à sa source, à l'embouchure du Pô.

Cela est si vrai, qu'en même temps que l'histoire atteste que ces contrées étaient autrefois plus saines, plus sèches et plus peuplées, elle nous apprend aussi qu'autrefois le Pô avait une autre embouchure, une marche plus rapide sur un plan plus incliné, et qu'il traversait le Padouan, se jetant à la mer près des lagunes de la *Chiuza*, d'où il pourrait se faire qu'il eût été chassé par la muraille hardie, mais offensive, que les Vénitiens ont construite en cet endroit.

Indépendamment de cet obstacle naturel au libre écoulement des eaux, le Mantouan en a un autre artificiel; ce sont les écluses opposées au cours du *Mincio*, qui font de Mantoue et de ses environs un cloaque infect en été, et un séjour froid et humide en hiver; obstacle barbare, insensé et inutile, puisque l'expérience a prouvé que les effets qu'il produit sont plus puissans que les ennemis pour faire ouvrir les portes de la ville.

Joignons à cela l'inertie des habitans; le peu de soin qu'un peuple, tout habitude, prend à former de nouveaux canaux et à nettoyer les anciens; les rizières que la cupidité a tant multipliées; les étangs qu'on se plaît à avoir près des maisons, au milieu des rues pour le rouissage du chanvre et du lin; les filatures de soie, qui, formant le principal commerce du pays, se trouvent dans juin et juillet dans tous les villages, dans toutes les maisons, et répandent une odeur infecte; le manque de canaux d'arrosemens pour vivifier la végétation en été, etc. on concevra de reste que l'atmosphère de ces pays est non-seulement humide, mais encore qu'elle est surchargée, en été et en automne, des effluves de substances végétales et animales qui se décomposent à mesure que les marais se dessèchent, et dont il serait superflu de parler davantage après *Torti*, *Baglivi*, *Lancisi*, *Ramazzini*, etc. qui ont déja instruit tous les médecins de l'état de l'air des pays où ils pratiquaient.

Cet état de l'air fait que les matinées et les soirées sont froides et humides, tellement qu'on ne peut se promener alors sans s'enrhumer du cerveau, tandis que le milien du jour fait éprouver une chaleur accablante.

Il résulte de ces considérations générales sur le climat du Mantouan, que les maladies endémiques qui affligent les habitans, participent de l'action d'une atmosphère humide sur le corps humain, et de l'influence des gaz délétères sur la puissance motrice et sur le principe vital. Les maladies dépendantes de l'humide joint au froid, dominent l'hiver et le printemps ; ce sont des fièvres cararrhales, rhumatismales, des pleurésies, des fièvres intermittentes accompagnées d'un état inflammatoire, et qui passent facilement au type de fièvres continues puncticulaires. Si l'hiver est long, et que le printemps soit froid et pluvieux, le caractère inflammatoire domine jusqu'au milieu du mois de mai : si au contraire le printemps est sec et que les chaleurs commencent de bonne heure, par exemple à la fin d'avril, l'état inflammatoire cède insensiblement au caractère d'atonie que les médecins ont appelé putride. Ainsi, en l'an cinq, dans les premiers jours de floréal, le thermomètre français était déja à 18 degrés, et même quelquefois à 19; ce qui nous donna de bonne heure des fièvres rémittentes nerveuses et pétéchiales, qui exigeaient un traitement opposé à celui qui avait été utile huit jours auparavant.

Le régime antiphlogistique ordinaire est absolument indiqué dans les maladies d'hiver et de printemps; la saignée est presque toujours indispensable; cependant, eu égard à l'humidité du climat, il faut être beaucoup plus modéré dans son usage ici qu'en France, sans prendre l'extrême de ne pas saigner, par un excès de timidité; car il en résulte de très-grands maux, la perte du malade, ou des congestions sanguines suivies d'une très-longue convalescence, ainsi que *Petrus a Castro*, médecin de Veronne, en a déja averti ses contemporains en 1651. J'ose même avancer qu'on ne doit attribuer la perte de plusieurs soldats morts à la suite de longues affections de poitrine, qu'aux préjugés qui ont fait redouter à divers médecins français de saigner en Italie. Quant à moi, je l'ai fait toutes les fois que l'urgence y était, et je suis convaincu que je dois à la saignée seule le rétablissement de plusieurs malades.

Dès que les chaleurs commencent, c'est-à-dire, dès la moitié de mai ou le commencement de juin, l'on a des maladies bien opposées, celles qui, comme je l'ai dit, attaquent le principe vital, des fièvres intermittentes et rémittentes malignes: on est alors plongé dans une atmosphère chaude et humide qui énerve, qui émousse l'appétit, qui fait tomber dans la langueur les puissances motrices et sentantes. Des millions d'insectes voltigent le jour dans les airs, tandis qu'ils sont la nuit remplis de feux dus aux gas inflammables et aux vers phosphoreux dont ces contrées abondent. Malheur à l'homme imprudent qui n'évite pas le serein et les promenades vers les marais fangeux! car il a tout de suite, ou quelques heures après, le premier accès de ces fièvres italiennes si difficiles ensuite à dompter.

Fièvres d'accès.

En effet, dès qu'une fois on a eu la fièvre, on ne peut pas répondre du moment où elle cessera tout-à-fait pour ne plus revenir. Je connais des habitans du Mantouan qui ont la fièvre tierce depuis plusieurs années, et qui m'ont dit avoir déja pris vingt-cinq livres de quinquina, sans avoir jamais pu en être débarrassés que pour quelques jours : d'autres l'ont régulièrement tous les ans, au printemps et en automne ; et on peut dire en général que les fièvres d'accès sont si familières aux habitans du Mantouan, que plusieurs n'y font pas attention. Le quinquina, malgré sa vertu divine, ne suffit pas pour détruire radicalement ces fièvres : la cause productrice subsistant toujours, renouvelle les accès, le corps s'habitue au fébrifuge, et il ne reste d'autre remède efficace au malade, que de changer l'air humide et cadavéreux qu'il respire, contre un air plus vif et plus sec.

Suites des Fièvres d'accès.

Des fièvres qui ont duré si longtemps produisent naturellement des obstructions. Rien aussi n'est plus commun que les foies volumineux et les grosses rates pendantes, et ayant besoin d'un bandage pour les soutenir. Ces obstructions sont fréquentes non-seulement parmi les indigènes, mais aussi parmi les soldats français qui ont été travaillés de fièvres intermittentes rebelles ; et, soit par le peu de soin qu'on prend du soldat, soit par les désordres qu'il commet dans le régime, elles finissent presque toujours par l'hydropisie ou par une diarrhée colliquative. En faisant attention aux causes de mort de la plupart de nos volontaires, on trouvera qu'il en meurt plus de diarrhées chroniques que de maladies aiguës, lesquelles peuvent presque toujours être domptées par un médecin habile, tandis que je ne connais encore aucun remède contre ces diarrhées opiniâtres, qui sont la suite des obstructions et des fièvres intermittentes de ces contrées.

Turgescence bilieuse.

A ces fièvres intermittentes rebelles et souvent pernicieuses, se joint ordinairement une turgescence extraordinaire de bile, à laquelle le médecin doit faire attention avant d'administrer le fébrifuge, sinon il s'expose à voir bientôt naître une jaunisse universelle. C'est admirable combien ce climat favorise la sécrétion de la bile; j'en ai vu rendre des quantités considérables pendant des quinze jours entiers. Cet accident est un de ceux qui, sauf dans le danger imminent, contre-indique l'usage du fébrifuge, avant d'avoir employé les délayans et les évacuans.

Disposition au scorbut.

Soit à cause de la fréquence des obstructions dans les viscères du bas-ventre, ou de l'habitude que les corps ont contractée avec les fièvres d'accès marécageuses, soit aussi à cause de l'action affaiblissante de l'atmosphère, de la nonchalance des Mantouans, et de l'excès

que

que font les Italiens, en général, des plaisirs de l'amour, les constitutions ont assez généralement dans ce pays une tendance aux affections scorbutiques : on la trouve surtout très-marquée parmi les classes du peuple qui font le moins d'exercice, parmi les femmes, principalement parmi les femmes juives, qui joignent ordinairement beaucoup de malpropreté à la privation totale du mouvement et de la jouissance de l'air pur de la campagne. Cette tendance au scorbut m'a paru être peu connue des médecins du pays, sans doute à cause de l'habitude de vivre sans cesse avec les mêmes personnes. Quant à moi, ayant comparé l'agilité et le teint fleuri des Français, avec le teint pâle des indigènes et leur amour pour l'inaction, je n'ai pu me refuser à l'idée que la fibre musculaire avait ici moins d'énergie, et était privée du ton qui constitue le véritable état de santé : j'ai calqué sur cette opinion ma manière de médicamenter des pertes utérines, des asphyxies fréquentes, des ulcères à la bouche et aux jambes, etc. ; et les effets ont justifié l'opinion que je m'étais faite de leur cause.

La tendance au scorbut est le premier degré de diminution de vie de la fibre animale ; les observations de *Lind*, de *Milman* et du capitaine *Cook*, ont démontré jusqu'à l'évidence que l'atmosphère humide et impure est la première cause du scorbut en affaiblissant les solides, et en intervertissant par là l'ordre des sécrétions et des excrétions, d'où naissent tous les symptômes sécondaires. Quoi de plus propre que l'air du Mantouan, froid et humide en hiver, chaud et humide en été, et de plus surchargé dans cette saison de gaz délétères, pour produire cette terrible maladie ? C'est dans cet état de l'atmosphère et dans l'inertie qu'il communique au corps humain, qu'il faut chercher la raison pourquoi les médecins du pays ne font pas observer à leurs malades une diète aussi sévère qu'en France; pourquoi les malades demandent avec instance du vin et quelques alimens, pour obvier, disent-ils, à l'extrême faiblesse qu'ils éprouvent; pourquoi, enfin, presque toutes les maladies fébriles sont accompagnées de pétéchies.

Vermination. Il est encore deux autres circonstances qui sont un effet sensible de la cause atonique qui prédomine dans ce pays : c'est la multitude d'insectes et de vers qu'on y observe pendant l'été, et la tendance que toutes les inflammations ont alors vers la gangrène, conjointement à la difficulté qu'on éprouve à remédier à celle-ci.

La vermination est un symptôme qui accompagne généralement toutes les maladies fébriles dans ce pays, et auquel on est toujours obligé de songer; il en est tellement inséparable, que *Moréale*, médecin de Reggio dans le dix-septième siècle, a fait un traité exprès pour prouver que les vers sont l'unique cause des fièvres malignes, et le mercure coulant, le remède le plus certain : opinion qui s'est conservée jusques à aujourd'hui parmi plusieurs médecins de ces contrées.

Ce n'est pas seulement dans le canal alimentaire que les vers sont très-communs, mais ils s'engendrent encore facilement dans les plaies, pour peu qu'on ne les tienne pas proprement. Le 18 floréal an 5, il arriva à l'hôpital de Bozolo le fait suivant. Un chasseur venu la veille de Mantoue, avait un abcès au plis du bras à la suite d'une saignée; il n'avait pas été pansé depuis vingt-quatre heures, mais il le fut à son arrivée, sans qu'on observât rien d'extraordinaire à sa plaie : au pansement du lendemain matin, le malade et les chirurgiens en virent sortir avec surprise, aussitôt l'appareil lévé, une fourmilière de vers longs de cinq à six lignes.

Dans ce temps-là le thermomètre était à 18 degrés sur zéro, et il se maintint tel jusqu'au 15 prairial, époque à laquelle le mercure baissa à la suite de fréquens ouragans qui eurent lieu: Tendance à la gangrène.

durant cet intervalle, toutes les plaies devinrent gangreneuses, et la gangrène se changeait facilement en sphacèle, malgré les plus forts anti-septiques qu'on put employer.

Mais voici un fait extraordinaire arrivé le 6 prairial, à S. Martin de Bozolo, dont le docteur Bagussi, médecin estimable de ce lieu, m'a fait le témoin. Un habitant de ce bourg, âgé de cinquante ans, et très-robuste, ayant été occupé ledit jour à faire sécher son foin, et ayant été exposé tout le jour à un soleil brûlant, avait bu pour se désaltérer un peu plus de vin que de coutume. Le soir étant rentré chez lui, il se sentit pris d'un priapisme violent avec des desirs extraordinaires qu'il satisfit plusieurs fois, avec de grands efforts; ce qui fut suivi d'une démangeaison au gland que le malade voulut appaiser en se grattant; il ne se fut pas plutôt gratté, que la verge s'enfla prodigieusement, ainsi que le scrotum et les muscles abdominaux : il survint sur cette enflure des phlyctènes de couleur noire; après quoi, et presque intantanément, tout devint mollasse, livide, froid, enfin sphacélé et puant. Le docteur Bagussi fut appelé sur le champ; mais, malgré les remèdes les mieux indiqués et le plus sagement administrés, rien ne put borner le sphacèle, et le malade périt dans les vingt-quatre heures depuis le priapisme.

L'épouse de ce malheureux subit le même sort : presque au même temps que son mari ressentait la démangeaison au gland, elle s'aperçut qu'il lui naissait une tumeur à la glande inguinale droite ; il survint bientôt une fièvre très-aiguë, et la tumeur croissant à chaque instant, se propagea aux grandes lèvres et à la cuisse correspondante, sans toucher au vagin, avec des vessies noires, éparses par-ci par-là : on espérait de fixer la gangrène, mais la malade périt au huitième jour, dans le temps même qu'il paraissait y avoir un peu de calme.

Voilà l'exemple d'un orgasme violent précipité sur une partie seule, à ne laisser aucun intervalle entre l'inflammation et la gangrène, et à se propager par la contagion, au moyen des vaisseaux lymphatiques, ainsi que le font la plupart des *virus* connus. Cet orgasme fut vraisemblablement déterminé par l'acrimonie, soit de quelques insectes, soit des gaz émanans de ces prés toujours humides, et de leurs herbes subissant un commencement de fermentation. L'individu qu'ils ont attaqué immédiatement est mort avec promptitude, tandis qu'il y a eu un intervalle pour le second individu ; et c'est encore là la marche ordinaire de quelques virus qui s'adoucissent par la succession des inoculations. Le docteur Bagussi comparait, avec raison, ce cas extraordinaire à la peste; il n'y a peut-être de différence que dans le plus ou moins d'activité des virus. La peste naît sur les bords fangeux et brûlans du Nil; le cas présent a pris naissance dans des prés humides et entourés d'eaux stagnantes, mais avec un degré de chaleur moindre que celui qu'on éprouve en Ethiopie et en Egypte. *

Maladie vénérienne, bénigne.

Je crois pouvoir également rapporter au même état mollasse du climat du Mantouan, le peu de violence qu'exerce dans ce pays, sur le corps humain, la maladie vénérienne. Ensuite de la grande quantité d'indigènes que j'ai vus attaqués de cette maladie, et du grand nombre de vénériens qui ont passé à l'hôpital, je puis presqu'assurer, avec vérité, que dans ces contrées, où tout porte à l'amour, les effets de cette passion sont toujours empoisonnés, quelle que soit la classe dans laquelle l'étranger lui sacrifie : la maladie y paraît être devenue endémique, en même temps qu'elle est tellement douce et faible

* Il est vrai que des voyageurs modernes sont contraires à cette opinion; mais j'y tiens d'autant plus, que j'y ai été confirmé dernièrement par des renseignements positifs dont je parlerai dans un supplément à mon *Traité de Médecine légale et d'Hygiène publique*, que je publierai incessamment.

pour les corps italiens, que, familiarisés avec elle, à peine y font-ils attention ; car elle n'est jamais suivie de symptômes inflammatoires douloureux et alarmans ; la fibre animale n'en reçoit qu'une légère secousse qui s'éteint insensiblement. J'ai eu occasion de traiter pour d'autres maladies de jeunes Italiens attaqués en même temps de la vingt-quatrième gonorrhée ; ils y faisaient si peu d'attention, qu'ils préféraient, disaient-ils, de la laisser couler, plutôt que de se gêner en rien pour guérir radicalement.

Il n'en est pas ainsi des Français, Polonais et autres ; le mal conserve sur leurs fibres toute sa force, il se développe avec toute sa vigueur, et ils sont surpris de devoir autant souffrir des faveurs d'une femme qu'ils croient saine et qui ne se plaint de rien. Une jeune Française, veuve d'un militaire, avait épousé un Italien, aubergiste de profession : elle m'envoya chercher un jour, pour me faire voir des grosseurs qu'elle avait au pli de l'aine, et pour me consulter sur des ardeurs d'urine. Je lui dis que c'étaient des bubons et la gonorrhée, et je lui demandai si son mari était sain. Elle fut surprise, parce que son mari ne se plaignait de rien ; effectivement, il montait chaque jour à cheval pour aller chercher du vin et des provisions. Cependant cette femme fut prise de la fièvre, et souffrit cruellement durant plusieurs jours, tandis que le mari, qui avait la même maladie, et à qui je faisais prendre des remèdes, souffrait si peu qu'il ne se dérangeait en rien ni de sa manière de vivre ni de ses travaux ordinaires. Je pourrai citer cent exemples pareils. Rien n'est donc plus certain que la différence de sensibilité suivant les climats, et par conséquent la différence de l'entendement, ainsi que je l'ai démontré dans mon Essai sur le Goître et le Crétinisme, et dans la première partie de mon Traité de Médecine-légale.

Variations de l'air.

Indépendamment de l'état habituel de température, le Mantouan est encore sujet à des variations accidentelles dans l'atmosphère, qui masquent l'ordre constant des maladies principales. Le 15 prairial an 5, le thermomètre étant à 19 degrés, il s'est tout-à-coup élevé un ouragan, accompagné d'une grosse grêle qui a refroidi l'air, et fait tomber le mercure à 12 degrés, jusqu'au 28 prairial, de sorte que les maladies ont changé de face et sont devenues un peu inflammatoires; ce qui arrive assez généralement tous les ans, et est très-pernicieux, tant pour la santé des hommes que pour celle des végétaux.

Mortalité.

Ces diverses considérations sur l'air et les

maladies du Mantouan, prouvent de reste, ce me semble, que ce pays est très-insalubre : les registres des morts le prouvent encore mieux : on voit, il est vrai, sur les tableaux des morts, placés par la vanité des vivans sur la porte des temples, quelques vies de quatre-vingts ans ; mais, en les comparant avec les tableaux de ceux qui n'ont pas atteint cinquante ans, on voit que la plus grande mortalité est jusqu'à cet âge. Passé cinquante ans, on peut espérer de vieillir ; car il n'est pas étonnant que l'air humide soit favorable à la fibre des vieillards. La mortalité des habitans de Bozolo est, d'après un calcul fait sur les registres de sept années, de 7 ½ pour 100, année commune. Elle fut de 9 pour 100 en l'an 4, ou 1795 ; mais il y eut plusieurs petites véroles, qui sont, en général, très-funestes dans ces pays. La mortalité de San-Benedetto, même mesure prise, est de 10 à 11 pour 100; celle de Mantoue, de 8 à 9 pour 100. Les mois de juin et juillet sont très-funestes dans cette dernière ville, et ils le seraient encore davantage si la plupart des habitans ne fuyaient pas ses marais pour aller se retirer en campagne. Le 26 messidor un de mes amis, étant à sa fenêtre de six à sept heures du matin, vit passer jusqu'à quinze sépultures : la 79.$^{e}$ demi-brigade, de garnison à Mantoue, n'avait plus que la moitié de ses hommes; l'autre moitié était, ou à l'hôpital de Bozolo, ou à celui de San-Benedetto, établi depuis le 15. Dans une population de dix mille ames, la moitié avait déserté la ville pour s'établir en campagne, et on voyait l'autre moitié pâle, défaite et prête à succomber. Plusieurs Français que leurs affaires amenaient dans cette ville pour quelques heures de la journée ou pour une nuit, y prenaient subitement la fièvre: les sentinelles la prenaient en faction, malgré le vin et le vinaigre impregnés de kina, dont on faisait faire usage à la troupe.

# DEUXIÈME MÉMOIRE.

## *Des Maladies intercurrentes qui ont affligé les militaires français dans le Mantouan, depuis le mois de ventose jusqu'en thermidor, an 5.*

AVANT de parler des maladies essentielles au climat du Mantouan, je dois dire un mot de celles que les variations accidentelles de l'air ont coutume de produire, et de celles que les diverses positions d'une armée font naître nécessairement, indépendamment de l'influence climatérique. Ce détail est d'autant plus important, que les médecins français arrivans en Italie, c'est-à-dire dans un pays où l'air donne à la fibre animale une modification différente de celle que lui donne l'air vif et sec de la plupart des contrées de leur patrie, ne peuvent au moins qu'hésiter un instant, quelles que soient leurs lumières sur l'identité du traitement des maladies de leurs compatriotes; car, quoique les mêmes qu'en France, ces maladies ont néanmoins un aspect qui m'a paru propre au pays; elles y ont, par exemple, une terminaison critique, qu'il est beaucoup moins fréquent d'observer ailleurs. J'ai vu, en Italie, avec admiration, toutes les crises d'Hippocrate et de Galien, par l'hémorrhagie du nez, par les sueurs, par les selles, par les urines, par les parotides, et surtout par les crachats, dans des maladies qui n'étaient pas propres à la poitrine; de telle sorte qu'on peut dire, avec vérité, que la doctrine de ces hommes divins est toujours justifiée dans les pays analogues à ceux où ils ont écrit. Mais, comme on n'observe pas les mêmes crises en France, il est nécessaire qu'on soit instruit qu'elles ont lieu en Italie, afin qu'on ne s'épouvante pas de la gravité des symptômes dont elles sont quelquefois précédées, et qu'on ne trouble pas la nature dans les opérations qu'elle se propose.

Les malades qui arrivaient à l'hôpital de Bozolo, dans les mois de ventôse, germinal et floréal, venaient des gorges du Tyrol, d'où on les transportait à Trente, puis à Mantoue, ensuite à Bozolo. Quand l'armée eut passé Trieste, et qu'elle se fut répandue dans le Frioul, la Carniole et la Styrie, les malades étaient évacués à grandes journées jusqu'à Véronne, puis sur Mantoue et sur Bozolo; à mesure qu'on avança et qu'on eut pris Gratz, ils étaient pareillement évacués sans être traités, jusqu'à Bozolo, où je ne permettais plus aux fébricitans et aux hommes débiles d'aller plus avant. De Gratz à Bozolo, on mettait vingt-cinq jours. Dans les passages mémorables de la *Piava* et du *Tagliamento*, plusieurs militaires, qui avaient passé ces rivières à gué, furent saisis de douleurs rhumatismales très-aiguës; plusieurs aussi tombèrent dans l'hydropisie aiguë. On les transportait ainsi, de si loin, sur des charriots découverts et non suspendus, traînés tantôt par des bœufs et tantôt par des chevaux, exposés, soit à l'ardeur du soleil, soit à la pluie et au mauvais temps; ils arrivaient souvent mal vêtus, gelés de froid et tout mouillés, dans une mauvaise ambulance où ils étaient couchés, dans leurs habits, sur de la paille qui avait déja servi à tant d'autres...... Toutes ces choses ajoutaient encore à leurs souffrances et compliquaient les maux. Oh! combien de fois mon ame n'a-t-elle pas frémi du spectacle douloureux que lui présentaient ces guerriers intrépides plongés dans la plus grande misère, et à qui je n'avais souvent que des larmes infructueuses à offrir!

Rhumatisme aigu.

Il arriva par conséquent à cet hôpital plusieurs malades attaqués d'affections inflammatoires; telles que rhumatismes, hydropisies aiguës, pneumonies, diarrhées et fièvres inflammatoires, intermittentes, et divers autres attaqués d'obstructions au foie et à la rate. Je ne dirai qu'un mot des premières, parce que, lorsque le malade n'avait pas la fièvre, et qu'il ne lui restait que les suites de sa première maladie, j'étais forcé de l'évacuer plus loin, pour faire place aux militaires qui ne pouvaient pas supporter un plus long transport.

En commençant par parler des affections rhumatismales du soldat, en temps de guerre, il me paraît prouvé *a posteriori* que lorsqu'il n'y a dans l'armée aucun soupçon de scorbut, cette maladie est toujours dans son premier temps un état inflammatoire, qui passe ensuite à un état chronique qui présente d'autres vues de traitement. De tant de rhumatismes aigus que j'ai eu occasion de suivre dès leur commencement, il m'est résulté que cette affection est réellement un état d'excitement dans le système artériel, accompagné du gonflement mobile de quelque extrémité, où, pour ainsi dire, est fixé le point central du rhumatisme, d'où la commotion se propage par tout le système, et produit conséquemment la fièvre. Le gonflement a particulièrement son siége dans les ligamens articulaires, les aponévroses, et dans l'insertion des gros muscles, d'où naît une espèce d'étranglement dans les parties intermédiaires, et l'atrophie, quelquefois même la gangrène sèche de ces parties, quand l'étranglement a duré longtemps. La diminution du sentiment et du mouvement a presque toujours lieu par la suite, quand le rhumatisme n'a pas été traité par la méthode appropriée. On remédie aux effets de l'étranglement, soit en produisant une détente générale, quand il est récent, soit en le détruisant par quelque moyen, quand il est devenu chronique : j'ai ainsi rendu, à Embrun, le sentiment, la vie et le mouvement aux deux jambes d'un volontaire, étranglées par le gonflement des capsules des genoux et des pieds, et déja noirâtres, en détruisant l'étranglement par le *moxa*, et la suppuration qui en est résultée. J'ai vu, à Bozolo, un cas pareil, mais à l'avant-bras, sur un malade venant du Tyrol : la capsule articulaire du coude et de la main était gonflée et endurcie, et tout l'avant-bras était atrophié. Je n'ai rien tenté sur ce malade, l'ayant aussitôt évacué. Sur la même voiture était un autre homme ayant également souffert du rhumatisme. Cet homme avait une tumeur du diamètre de six pouces, au dessus de la mamelle droite, à l'insertion du grand pectoral. Cette grosseur était élastique, un peu douloureuse, et était venue tout-à-coup après des douleurs aiguës, souffertes à l'articulation du bras avec l'omoplate, le lendemain d'une nuit passée sur la terre humide.

Or, d'après cette doctrine, voici le traitement que j'emploie, et qui m'a toujours réussi. Aussitôt qu'il m'arrive des malades attaqués de rhumatisme aigu, je les fais saigner à la partie même gonflée, le gonflement la quitte ordinairement aussitôt; mais il passe à une autre extrémité; je fais encore tirer du sang de cette extrémité, et j'accompagne cette pratique du régime strictement rafraîchissant, de limonades abondantes et de bols camphrés et nitrés à quatre et six par jour. (Chaque bol contient quatre grains de camphre et autant de nitre.) Au bout d'un jour ou deux, je trouve mon malade trempé d'une sueur universelle, et dans un calme parfait. La douleur et le gonflement cessent ordinairement avec la fièvre; et si la douleur revient, c'est sans gonflement: alors je fais frotter le malade avec de l'eau-de-vie camphrée, et cela suffit la plupart du temps, sinon la maladie devient chronique, et exige alors un traitement dont ce n'est pas le lieu ici de parler.

Hydropisie aiguë.

Des hommes robustes, exposés, après des marches forcées, à des causes capables de supprimer brusquement la transpiration, tombent souvent tout-à-coup dans l'anasarque, qui est bientôt suivie de l'ascite. J'ai vu plusieurs cas pareils après le passage du Mont-Cenis, pendant l'hiver; et il faut bien se garder de de les confondre avec l'hydropisie ordinaire, suite de la faiblesse des solides et des obstructions; car ils exigent un traitement tout opposé. Cinq à six malades de ce genre furent portés à Bozolo; les uns venant des gorges du Tyrol, et les autres étant devenus enflés après le passage des rivières : on apporta entr'autres, des avant-postes, un beau grenadier qui avait passé à gué la rivière du *Tagliamento*, étant tout en sueur. Cet homme avait une fièvre violente, et était enflé partout comme un tonneau, souffrant des douleurs aiguës, et ne pouvant articuler aucun mot. Quoique j'en désespérasse, je le fis néanmoins aussitôt saigner, et je le mis au régime rafraîchissant ordinaire, avec six bols de camphre et de nitre par jour. Le gonflement du visage, de la poitrine et des extrémités supérieures disparaissait, mais celui du ventre et des extrémités inférieures augmentait. J'eus alors recours à la paracenthèse, qui donna lieu à l'évacuation de plusieurs pintes de sérosité. Je fis, en outre, pratiquer des mouchetures aux malléoles; et au moyen d'une nourriture abondante, et de remèdes tantôt diurétiques tantôt toniques, ce malade fut en état de se promener au bout d'un mois et demi. Il fut pour lors évacué sur Crémone, et au bout de quinze jours je revis ce brave grenadier retournant rejoindre son corps, sain et bien portant, qui vint me témoigner sa reconnaissance.

Pneumonies et diarrhées.

En parlant de ces deux maladies, je renouvelle la douleur que j'ai éprouvée à chaque visite, de voir des malheureux dépérir insensiblement, sans pouvoir leur porter aucun secours; car ce n'était, ni une pneumonie ni une diarrhée récente que j'avais à traiter; mais c'était plutôt l'une et l'autre maladie dans leur dernier degré. C'étaient des malheureux évacués sans rémission, rendant du sang, les uns par la bouche, les autres par le fondement, avec fièvre aiguë et douleurs, les uns à la poitrine, les autres dans les entrailles, depuis les avant-postes du Tyrol ou de la Styrie, arrivant à Bozolo secoués et abymés, sans avoir reçu aucun secours dans les ambulances où ils passaient, sauf un vomitif que quelques-uns disaient avoir eu avant de partir, et qui est la selle à tous chevaux de la tourbe ignorante devenue si commune dans les armées.

Ils arrivaient donc le 22.e et le 23.e jour de la maladie, quelquefois même beaucoup plus tard; or, à cette époque la maladie avait déja pris une terminaison funeste, la plèvre avait contracté diverses adhérences, l'hydrothorax et la suppuration existaient déja, ainsi que les ouvertures de cadavres me l'ont démontré. Quant aux diarrhées dont je parlerai plus au long dans un mémoire particulier, les intestins se trouvaient adhérens avec l'épiploon, le péritoine et le mésentère ; ils étaient gangrenés en plusieurs endroits, et ils avaient perdu, en général, leur organisation première, puisqu'ils transmettaient au dehors, telles qu'ils les avaient reçues, les diverses boissons mélangées avec les mucosités qui accompagnent toujours un semblable état. Le ventre était rempli de sérosité, les glandes mésentériques étaient engorgées. Il eût fallu saigner dès les commencemens ; mais dans cet état de choses, loin de tenter une cure radicale, il fallait se contenter de la cure palliative, et entretenir, aussi longtemps qu'il se pouvait, un reste de vie, par les cordiaux et les analeptiques.

Obstructions au foie et à la rate.

Telle est la nature des fièvres intermittentes d'automne, dans le Mantouan, qu'elles résistent très-longtemps au spécifique, et qu'elles finissent toutes par produire des obstructions considérables au foie et à la rate. Nulle part je n'ai vu ce dernier viscère s'engorger et devenir aussi volumineux qu'ici. Il semble au malade d'avoir dans le ventre un gros saucisson mobile, qui suit régulièrement tous les mouvemens du corps. Cet état d'obstructions atoniant tous les solides, altérant la sécrétion de la bile, fait tomber le pauvre soldat dans l'hypocondrie et la dispepsie, qui sont d'autant plus fâcheuses pour lui, qu'il est privé de consolations, qu'il ne rencontre que des cœurs durs, et qu'on ne peut lui donner que des alimens grossiers, toujours les mêmes, et dont il est naturel qu'il finisse par se dégoûter. Soit à cause de ces obstructions, soit par l'effet des causes éloignées, soit aussi par l'action de la grande quantité d'amers qu'on est forcé de donner aux malades, l'éméralopie se joint communément à ces divers symptômes; ce qui met le malade dans un état tel qu'il ne peut guérir qu'en changeant d'air et en retournant dans ses foyers.

Lesdites obstructions sont souvent suivies d'une maladie plus terrible encore, de l'hydrothorax ou de l'ascite. L'obstruction de la partie convexe du foie, en gênant la descente du diaphragme, produit la dispnoée, ensuite l'orthopnoée, accompagnées de douleurs au creux de l'estomac, et de l'expectoration d'une matière visqueuse, et quelquefois sanguinolente; lesquels symptômes feraient croire à une maladie de poitrine, si l'on n'examinait pas bien les hypocondres, et si l'on ne se rappelait pas bien les maladies antécédentes. Je ne me suis jamais trompé dans le diagnostic et le pronostic de ces sortes de cas, l'ouverture des cadavres m'ayant fait voir plusieurs fois les poumons très-sains, la poitrine pleine d'eau et le foie d'un volume énorme. Mais qu'importe la science quand on n'en peut sauver aucun ! Rien ne peut exprimer les souffrances de ces malheureux. Sur la fin de leur carrière, ils ne dorment plus ni jour ni nuit, et on a beau leur mettre par derrière des matelas et des coussins, ils ne peuvent jamais rencontrer la vraie position verticale qu'ils desirent pour respirer : ils se sentent manquer à chaque instant, et, pour se soutenir, ils veulent manger : on le leur accorde; mais l'estomac, pressé par le foie, ne peut plus supporter un poids incommode, et le pauvre malade préfère bientôt l'assurance d'une mort prochaine à une nutrition si pénible. Oh! combien le ministère du médecin est à charge alors! A la visite du soir, ils me disaient leurs adieux pour toujours, et le lendemain ils n'étaiennt plus....

Il est peu de remèdes pour des obstructions réelles et invétérées; l'exercice et le changement d'air, en rétablissant tout le systême, les rendent supportables : les sucs d'herbes, le savon, la scille, unis aux toniques, sont utiles quand l'obstruction n'est encore qu'un engorgement. Dans le Mantouan, on se sert avec avantage des eaux minérales (carbona-ferrugineuses) de la province de Padoue ; mais quand l'obstruction est décidée, elles n'ont pas plus de succès que les autres remèdes.

Fièvres d'accès ordinaires.

Les fièvres intermittentes de ce pays doivent se diviser ici, comme ailleurs, pour le traitement méthodique, en fièvres intermittentes automnales, et en fièvres de printemps. Les premières commencent au mois de juillet, et se terminent en février; les autres commencent en février, et se terminent en juin, à moins qu'elles ne deviennent automnales.

Les fièvres de printemps ne sont pas plus pernicieuses ici que dans tout autre pays, à moins qu'elles ne prennent le type de subintrantes, par la faute du régime ou d'un mauvais traitement. Cependant, aux mois de mai ou de juin, si le temps est chaud, elles commencent à prendre un mauvais caractère ; ce qui n'arrive pas dans les mois de février, mars et avril, où les fossés, les lacs et les étangs sont encore remplis d'eau pure, renouvelée, et ne contenant aucun principe malfaisant.

Ces fièvres n'exigent pas l'usage du quinquina pour les dissiper; elles disparaissent souvent d'elles-mêmes ; plusieurs soldats, qui en étaient atteints, en ont été délivrés pendant la route qu'il leur fallait faire pour venir à Bozolo, et le lendemain de leur arrivée je les faisais sortir. D'autres fois la fièvre tierce a disparu tout-à-coup, après une saignée ou un vomitif, quand le mal de tête et la pléthore exigeaient l'une, et que la saburre des premières voies rendait l'usage de l'autre indispensable.

Il n'en est pas de même des fièvres automnales; il est rare qu'elles ne soient pas quartes, double-quartes ou double-tierces. J'en ai vu, aux mois de ventôse et germinal, qui avaient duré tout l'été, tout l'automne et tout l'hiver, et qui avaient résisté à plusieurs livres de quinquina que les malades avaient eu la patience de prendre, et les médecins la constance d'ordonner. On connaît d'abord dans les routes les pauvres soldats qui en ont été attaqués; ils ont le visage jaune et décharné, les yeux creux, le ventre saillant et les jambes sèches. Celles-ci sont quelquefois œdémateuses; mais alors ç'en est fait.

Si l'on veut s'obstiner à continuer l'usage du kina dans des fièvres aussi rebelles, et dans des constitutions qui y sont habituées, la fièvre prend bientôt le type de continue. Je crois, d'après l'expérience, pouvoir donner comme une règle générale, que dans ces cas, et toutes les fois que les hypocondres sont enflés, il faut absolument renoncer au spécifique, à moins que la fièvre ne soit pernicieuse. Les bons praticiens du pays se contentent de donner alors une eau amère et laxative, composée d'une dissolution de sulfate de magnésie dans une infusion amère. Un aide-de-camp du général Serviez, l'adjudant-major du commandant de Bozolo, et quelques particuliers de cette ville s'étant trouvés dans cette situation, et confiés à mes soins, je faisais fomenter chaque jour les hypocondres, pendant deux heures, avec une flanelle imbibée de décoction de camomille; il en résultait un relâchement général et une sueur abondante qui soulageaient notablement; je faisais prendre matin et soir des sucs de chicorée et de fumeterre, avec un scrupule de muriate ammoniacal, dans l'infusion de chardon-béni; avec ces secours seuls et quelques laxatifs, quand ils étaient indiqués, la fièvre acquérait bientôt une rémission marquée, et se dissipait entièrement.

La préparation de ces sucs étant presque toujours impraticable ou mal exécutée dans les hôpitaux d'armée, on est obligé de se contenter des apozèmes apéritifs et amers du formulaire militaire. Quelques-uns se trouvèrent bien de ces apozèmes combinés avec les pilules de scille et de savon; d'autres empirant, je me les ôtai de devant les yeux ; ils allèrent dans d'autres hôpitaux, où ils n'étaient pas mieux : cependant, graces à la nature et aux voyages, j'en ai vu revenir quelques-uns qui étaient assez bien portans ; ce qui prouve combien les évacuations d'un hôpital à l'autre peuvent être suivies de bons effets, pourvu qu'on les fasse suivant que le prescrivent l'humanité et le réglement.

---

# TROISIÈME MÉMOIRE.

## *Fièvres continues pétéchiales.*

La maladie dont je vais parler a été très-bien décrite et traitée par *Petrus a Castro*, habile médecin de Véronne du 17.e siècle, sous le nom de *febris maligna puncticularis*. Depuis 1651 qu'il a écrit jusqu'à ce jour, cette fièvre est exactement la même, et le livre de *Petrus a Castro* est et sera toujours le guide des bons praticiens de ces contrées dans une maladie pareille. Je l'ai vue dans mon hôpital, je l'ai vue dans la ville et dans les campagnes; j'ai été frappé de l'exactitude du tableau, et je n'ai pas peu profité des conseils de son auteur.

C'est, en d'autres termes, le *synocus* de Cullen, *synoca* au commencement, et *typhus* à la fin, avec l'apparition des pétéchies, plus particulières dans ces contrées qu'ailleurs. Cullen dit cette fièvre contagieuse; on la croit aussi telle dans le pays; mais je ne suis pas pour cette opinion : car, quoiqu'il soit vrai que plusieurs officiers de santé et infirmiers ont eu la même maladie que celle qui régnait dans les salles, d'autres qui voyaient également les malades de près, et moi surtout, nous n'avons pas pris la maladie ; de sorte qu'en ces sortes de choses on est fondé à présumer que ceux qui ont la même maladie qui est commune dans les salles, ont été susceptibles de l'action des mêmes causes, sans que pour cela la fièvre soit contagieuse dans le sens qu'en bonne physique on doit donner à la contagion. Je regarde donc cette fièvre comme endémique sur la fin de l'hiver, au printemps et au commencement de l'été, et non comme épidémique.

Caractères de cette fièvre ; premier temps.

Cette fièvre s'annonce par quelques frissons le long de l'épine du dos, par des lassitudes et des douleurs dans tous les membres ; le visage est rouge et boursoufflé, les yeux sont étincelans et fixes ; souvent il en coule quelques larmes, ce qui accompagne ordinairement le délire dès les premiers jours de la maladie : le malade se plaint de la tête, de la poitrine, du dos ; la langue est sèche et jaunâtre, quelquefois blanche, (ce qui est un plus mauvais signe.) Quand il n'y a pas de délire, le malade se plaint d'un mauvais goût à la bouche, d'une soif insatiable, d'envie fréquente de vomir. Quand il ne se plaint pas de toutes ces choses, c'est encore un plus mauvais signe ; le pouls est plein et fréquent, les urines sont rouges et chargées, l'évacuation par les selles est supprimée. Le malade ressent une chaleur brûlante que les boissons acidules et nitrées ont peine à calmer, chaleur qui est réelle, puisque le médecin la sent à un pouce de distance de la peau du malade.

2.me temps. Au bout de six à sept jours, cette chaleur diminue, on ne la sent plus dans l'atmosphère du corps malade, mais on aperçoit de petites taches pourprées plus ou moins foncées en couleur sur toute la périphérie du corps, surtout au cou, à la poitrine, aux bras et aux jambes; (elles n'ont pas paru plutôt chez mes malades.) Le malade devient faible et languissant, il desire du vin. Les soldats de la légion Lombarde surtout, en demandaient avec beaucoup plus d'instances que les Français. La langue, les dents, les gencives, les lèvres, se recouvrent d'une croûte noire et aride. Le malade ne se soucie plus de boire, excepté du vin. Les taches disparaissent peu à peu sans avoir signifié beaucoup. Il survient la diarrhée bilieuse, avec des vers.

3.me temps. Crises. Le douzième, treizième, quatorzième jour, quelquefois même le dix-septième, il se fait une crise par les sueurs, par les selles, par l'hémorrhagie du nez, par les crachats, ou par les parotides.

Crise par les sueurs. J'ai souvent trouvé à ma visite du soir, à mon grand étonnement, mes malades baignés d'une sueur abondante, universelle et froide; le malade se plaignait d'évanouir, d'une grande langueur, mais je me réjouissais avec lui; car il était sans fièvre. Cette crise a été la plus certaine et la plus exempte de récidive.

Crise par les selles.

La crise par les selles avait particulièrement lieu, quand le malade étant arrivé trop tard à l'hôpital, n'avait pas eu les évacuations artificielles convenables; c'était une déjection copieuse, et de plusieurs jours, d'une matière fétide, bilieuse, accompagnée de vers ordinairement morts: souvent même le malade éprouvait en même temps des envies de vomir, et il rendait des vers par le haut. Cette crise par les selles est moins bonne que la première, parce qu'elle dégénère quelquefois en diarrhée qu'il est difficile d'arrêter.

Crise par les crachats.

La crise par les crachats m'a paru plus singulière : la première fois que je l'ai vue j'ai craint, ne connaissant pas cette terminaison, une congestion à la poitrine; mais le médecin de la ville me rassura, il avait la bonté un jour de m'accompagner à ma visite, et je lui fis voir un de ces malades au quinzième ou seizième jour de sa fièvre, qui s'était plaint tout-à-coup d'un poids sur la poitrine. Le médecin me pronostiqua que cet homme aurait une crise par l'expectoration, cette crise étant cette année-là presque générale parmi ses malades. L'événement le justifia, et depuis lors j'ai vu plusieurs autres cas pareils. Cette crise est très-sûre.

Crise par les parotides.

Il n'en est pas de même de celle par les parotides : de six malades en qui elle a eu lieu, deux sont morts subitement dans la nuit après que les tumeurs eurent disparu, et les quatre autres furent inquiétés dans leur convalescence par les pansemens longs et douloureux que la profondeur du foyer de suppuration exigea pendant un mois de temps.

C'est ainsi que se terminait cette fièvre, étant toujours suivie d'un mouvement critique depuis le 12 jusqu'au 21. Un seul, d'environ 100 malades qui en ont été atteints dans l'espace de quatre mois, a eu une crise différente. Le douzième jour de sa maladie, à ma visite du soir, il me montra son corps tout couvert de pétéchies couleur de vin, et il était en même temps presque sans fièvre : le lendemain elle avait totalement disparu avec les pétéchies; mais elle revint le soir et se fit intermittente. J'achevai de la dissiper avec le quinquina; ce qui arriva le 6 messidor, le thermomètre étant à 20 degrés sur zéro. Jusqu'à cette époque, je n'avais pas encore observé ni l'intermittence sur le déclin, ni l'indication du fébrifuge.

Cette fièvre, quoiqu'accompagnée de symptômes assez fâcheux, ne fut cependant pas funeste; car le très-grand nombre de malades se rétablit heureusement par la méthode que je vais décrire : il y eut seulement plusieurs convalescences très-longues et très-difficiles, avec quelques rechutes occasionnées par le désordre du régime ; car il y avait peu de règle dans l'hôpital. Un malade entr'autres, nommé *Deslande*, éprouva trois rechutes par sa faute. Je l'évacuai quand il fut un peu mieux de la troisième, pour n'avoir pas le déplaisir de le voir mourir de la quatrième. Il m'a abordé par la suite très-bien portant, et allant rejoindre son corps.

Traitement de cette fièvre; remèdes.

La saignée est le premier, le plus sûr, et le principal remède de la fièvre continue pétéchiale. *Est enim hæc operatio tanti momenti*, dit Petrus a Castro, *ut, illa neglecta, vix faustum aventum in hac febre vobis liceat sperare, quantumcumque blateret indoctum vulgus, cujus perniciosa petulantia licentiam in hoc sibi arripit peritiorum etiam medicorum operationem arguendi, ac coercendi. Non vos ista deterreant, et a recto medendi tramite latum unguem avertant : extrahite in principio alacriter sanguinem, pro plenitudinis et virium ratione, summatim vero, ad quartum usque : quin imo etiam et illo toto tempore, quo non admodum diffusa fuerint contagionis seminaria; cum plethora autem, etiam post dispersionem.* De Febre maligna puncticul. Sect. VI.

Saignée. Je le dis avec confiance d'après mes succès, telle est la règle dont on ne doit pas s'écarter; que les médecins Français ne craignent pas de saigner parce qu'ils sont en Italie; si la pléthore n'est pas toujours réelle, elle est toujours *ad vasa*, produite par un excès de calorique qui raréfie le sang, qui met en expansion tout le systême vasculaire. Le boursoufflement du visage et du corps dans les premiers jours de la fièvre, l'atmosphère de calorique qui entoure le malade et que le médecin sent avant d'avoir touché sa peau, en sont une preuve évidente; et cette preuve est confirmée encore par l'état de mieux du malade, qui n'a lieu que quand la diminution de la chaleur et l'affaissement du visage succèdent au boursoufflement; alors seulement il est sauvé, mais jusqu'alors il est toujours en danger: bien plus, il menace d'une rechute, quand, quoique presque sans fièvre, cependant l'affaissement du visage n'est pas complet. Je sais que, pour avoir manqué à cette règle par pusillanimité ou par ignorance, plusieurs malades ont péri; car le propre de la fièvre continue pétéchiale est de produire des congestions

congestions subites au cerveau ou à la poitrine.

Aussitôt donc qu'un malade arrivait avec les symptômes énoncés plus haut, je lui faisais tirer 8, 10 ou 12 onces de sang, suivant sa constitution, n'importe le jour d'invasion de la maladie : il est instant de le faire dès les premiers jours, quand on le peut, pour prévenir les congestions; mais si le malade est arrivé trop tard, il vaut toujours mieux pratiquer la saignée que de la négliger, à moins qu'il n'y ait déja un abattement qui menace ruine. L'on m'amena le 6 messidor un militaire de la légion Lombarde, au dixième jour de sa maladie, avec la tête prise, un délire furieux, et tout le corps roide comme une poutre. Je lui fis aussitôt tirer douze onces de sang du pied; le lendemain, huit onces du bras; le surlendemain, vésicatoires aux bras et aux jambes, et remèdes comme je le dirai plus bas. Le seizième jour de sa maladie, cessation de la fièvre, affaissement du visage, crise par les selles et appétit.

Quelque peu fondée que paraisse en spéculation la saignée du pied, je la préfère, dans plusieurs circonstances, à la saignée du bras : il me paraît qu'elle décharge plus promptement les parties supérieures, et qu'elle décide plus vîte que celle du bras un relâchement général, sans affaiblir autant le malade. Quoi qu'il en soit, je m'en trouve bien, et je l'ai toujours pratiquée avant celle du bras dans ces sortes de fièvres, et toutes les fois que la tête est prise; c'est ce qui fait que je la conseille très-fort.

La saison comme la constitution des malades, peuvent servir de règle pour la quantité de sang qu'on peut tirer, et pour le nombre de saignées qu'on doit pratiquer : en hiver et au printemps, il en faut davantage; en été, il en faut moins : cependant en été, je me répète, qu'on ne soit pas timide si la turgescence l'exige.

Vomitifs. Un autre remède pareillement indispensable, et auquel rien ne peut suppléer, c'est le vomitif; ces malades ont ordinairement la langue jaune, la bouche mauvaise, une grande altération et de fréquentes envies de vomir : tous ces symptômes disparaissent par le moyen d'un vomitif. J'ai coutume de me servir de vingt grains d'ipécacuanha en poudre, mélangés avec un grain de tartrite d'antimoine, parce que j'ai trouvé ce mélange plus utile que l'un ou l'autre de ces médicamens employé seul; par ce moyen, il y a un vomissement suffisant, et le malade rend ordinairement une selle ou deux, ce qui suffit. Si, lorsqu'il y a indication, on ne fait pas vomir dès le commencement, ou si, au lieu d'un vomitif, on emploie un purgatif, l'on est sûr d'avoir dans la seconde période de la maladie une diarrhée abondante qui épuise le malade, et qu'il n'est pas facile d'arrêter.

Jusqu'à l'entière terminaison de la maladie, il ne convient nullement d'employer des purgatifs: si les signes de saburre continuent, il vaut mieux répéter le vomitif; mais alors il ne faut pas y ajouter le grain de tartre stibié, afin de ne pas provoquer l'évacuation par les selles : le vomitif remplit les deux indications principales ; celle d'évacuer la bile, dont il se fait dans ces pays une abondante sécrétion ; et celle de pousser à la peau, opération qui suit ordinairement l'action du remède, et qui est la détermination la plus sûre qu'on puisse donner aux mouvemens critiques de la maladie.

Camphre.

Je passe à un autre remède sur lequel je compte beaucoup, comme calmant *a priori*, et comme diaphorétique *a posteriori*; c'est le camphre. J'ai fait des recherches exactes pour m'assurer si ce remède est utile ou inutile, afin de le bannir en ce dernier cas; et, dans le premier, pour obtenir la méthode la plus simple de son administration. A cet effet, ayant cinq à six malades dans le même état de maladie et de la même constitution, ce qui est assez facile à trouver parmi les soldats, j'ai donné aux uns des bols camphrés ; et j'ai laissé les autres à la tisanne seule. Ceux qui avaient pris les bols se trouvèrent beaucoup mieux que ceux qui n'en avaient pas pris; j'en donnai donc à ces derniers, et je les retirai aux premiers; le résultat en fut de même. J'ai donc retiré de là toute la certitude qu'on peut avoir en médecine sur l'utilité du camphre dans ces sortes de fièvres.

L'effet du camphre est de calmer et de produire un relâchement général, qui est suivi d'une sueur universelle qui diminue notablement la chaleur; mais ses effets sont fugaces; il faut le répéter souvent : ma dose ordinaire, quand il n'y a pas de délire, et que la fièvre n'est pas des plus violentes, est de quatre bols par jour, de six grains chaque; mais quand il y a du délire, et que la chaleur est extrême, j'en donne jusqu'à six à huit bols par jour, c'est-à-dire, jusqu'à trente-six à quarante-huit grains. Plus de mille fois en ma vie j'ai eu lieu d'admirer l'excellence de ce remède pour calmer toutes les facultés humaines; et je suis persuadé que si l'on n'en est pas toujours content, c'est qu'on le donne à de trop petites doses.

J'ai donné très-souvent le camphre seul sans avoir eu à m'en plaindre; néanmoins, soit préjugé, soit habitude de faire comme les autres, je l'unis plus communément avec le nitre; l'un ne gâte pas l'autre.

La boisson ordinaire du malade est de la limonade végétale, de l'oxycrat, ou une légère décoction de tamarins, à sa soif.

Boisson et vésicatoires.

Quant aux vésicatoires, excepté dans des cas pareils à celui dont j'ai parlé, je les ai rarement employés dans le traitement de cette fièvre. Ce remède, pour être utile, doit être mis en usage avant le quinzième jour de la maladie, ou, pour mieux dire, avant que l'abattement des forces ait succédé à l'orgasme, sinon il est inutile. Il paraît agir ici comme antispasmodique, en procurant également un relâchement général et une augmentation de transpiration; ce qui donne lieu à une plus grande évaporation de calorique.

Tels sont les seuls remèdes employés pour la guérison de cette fièvre, et qui ont constamment réussi quand le malade a été porté à l'hôpital avant le temps de la faiblesse totale. Jusqu'aux derniers jours du mois de prairial, la fièvre a cessé entièrement à l'époque ordinaire, pour ne plus revenir, et je n'ai eu besoin dans la convalescence d'autres fortifians que de ceux tirés des alimens; mais depuis lors, les chaleurs ayant augmenté, et les fièvres d'accès s'étant beaucoup multipliées, il est arrivé que la fièvre continue pétéchiale a pris sur la fin un type intermittent, auquel il a fallu opposer le quinquina pour opérer une guérison complète ; mais ce caractère est indépendant du type essentiel de la maladie ; il est purement accidentel et dépendant de l'état de l'atmosphère, ainsi que de la constitution fiévreuse de la saison.

Régime. Après avoir parlé des médicamens, il n'est pas moins essentiel de s'arrêter sur la qualité et quantité des alimens qu'il convient de donner dans ces fièvres. D'abord je dois noter qu'en Italie, et surtout dans le Mantouan, où la fibre animale a peu d'énergie, on ne peut pas faire observer aux malades une diète aussi sévère qu'en France. Je fus surpris, en arrivant dans ce pays, de voir que les médecins italiens permettaient, dans des fièvres aiguës, l'usage même des potages légers : ayant acquis un peu plus d'expérience là-dessus, je fus obligé de me ranger de leur avis, pour remédier à l'abattement total où se trouvaient mes malades après d'abondantes transpirations; de plus il m'arrivait, ce qui ne m'était jamais arrivé dans les hôpitaux de France, que mes malades, quoique travaillés d'une forte fièvre, me demandaient chaque fois, avec instance, du vin et à manger. Les soldats, surtout de la légion lombarde, m'accablaient de ces demandes à chaque visite : ils étaient, il est vrai, aussi beaucoup plus vîte affaissés que les Français ; en quoi on voit clairement combien le climat influe, tant sur le physique que sur le moral.

Il fallut bien obéir à cet instinct naturel, et me désister de ma routine. En conséquence, à part les deux ou trois premiers jours destinés aux remèdes généraux, je faisais prendre à mes malades quatre bouillons par jour, auxquels je faisais ajouter quelques gouttes de suc de citron ou de vinaigre, jusqu'au septième ou huitième jour que, le relâchement commençant à paraître, et la transpiration devenant plus abondante, je substituai aux sucs acides la portion de vin mélangée avec le bouillon ; ce qui fait une boisson très-confortante, et assez agréable au soldat. Le treizième ou quatorzième jour, la fièvre étant moins forte, je faisais prendre deux crêmes de riz par jour, avec deux bouillons, et également la portion de vin. Ce régime se continuait jusqu'à la cessation de la fièvre, et aussitôt je donnais du riz ou des panades, et toujours avec du vin, particulièrement aux Italiens ; car pour les Français j'étais beaucoup plus réservé. J'allais ainsi en augmentant, jusqu'à ce que je pusse administrer des alimens solides, et par-là, non-seulement je n'ai couru aucun danger, mais encore les malades ont été bien plus en état de résister à la maladie.

Je ne parlerai dorénavant plus de régime, ce que je viens de dire ici devant être appliqué aux maladies qui vont faire le sujet du mémoire suivant.

Conjecture sur la cause de l'endémie périodique de cette fièvre.

Il est de fait que la fièvre que nous venons de considérer revient périodiquement tous les ans, pour régner endémiquement. Voici ce qu'on peut conjecturer sur la nature des causes qui la produisent. On doit d'abord considérer qu'elle est particulière aux pays humides, et qu'elle règne dans plusieurs contrées, dans les constitutions humides de l'air : on doit noter également qu'elle paraît plus généralement dans le Mantouan sur la fin de l'hiver, dans le printemps et au commencement de l'été, époque à laquelle elle cède aux fièvres d'une nature différente, et propre aux circonstances de la saison. Or, on peut présumer que l'état froid et humide de l'atmosphère, qui domine pendant l'hiver, en supprimant la transpiration, concentre au dedans du corps l'excès de calorique et les gaz qui en sortent journellement, lesquels entrent en état de combinaison avec les humeurs; mais la saison devenant moins rude, et la chaleur du printemps mettant tout en expansion, ce calorique et ces gaz excédans tendent à se développer, et produisent l'état fébrile dans lequel consiste cette effervescence. Ainsi alors, la terre, les végétaux, les animaux qui dormaient, augmentent de circonférence, et toute la nature tend à produire de nouveaux êtres de son excédant.

---

# QUATRIÈME MÉMOIRE.

## *Fièvres intermittentes pernicieuses et rémittentes.*

Quoique la constitution des fièvres continues pétéchiales soit assez fréquente en hiver et au printemps, dans le Mantouan, elle n'est cependant ni aussi exacte à revenir, ni d'une aussi longue durée que la constitution des fièvres intermittentes, subintrantes et rémittentes, laquelle est essentiellement aussi une maladie endémique du pays.

Cette constitution commence, suivant que les chaleurs viennent plus tôt ou plus tard, à la fin de mai ou dans le mois de juin, et se termine au mois de décembre; elle sert, pour ainsi dire, de queue à la constitution précédente, dans laquelle, comme on l'a vu, la fièvre continue prend sur la fin le type intermittent au commencement de l'été. Dès que l'on coupe les foins, plus encore quand on coupe les blés, ces fièvres commencent à paraître; alors, les fossés et les marais commencent à être à sec; la végétation est languissante, et se recouvre de couleurs pâles; elle ne contribue plus à fournir à l'atmosphère cet air pur qui contrebalance la quantité d'hydro-azote qui se forme à chaque instant. La fibre animale tombe dans l'engourdissement; elle est plongée dans un bain de vapeurs somnifères qui détruisent son irritabilité. Le sang raréfié dans des vaisseaux qui n'opposent que peu de résistance, circule lentement, et fait éprouver une pesanteur insupportable. Malheur à l'homme si de temps en temps les couches d'air supérieures à notre atmosphère, en soutirant l'excès de calorique qui l'embrâse, n'excitaient pas deux à trois fois par mois ces ouragans qui mettent la nature animée à son aise après l'avoir fait pâlir! On ne peut se refuser à l'idée que, si ces ouragans détruisent d'un côté, en certains endroits, l'espérance du laboureur, ce ne soit à eux, d'un autre côté, à qui l'on doit si les pays marécageux ne sont pas plus meurtriers qu'ils le sont.

Théorie de ces fièvres.

L'atmosphère de ces lieux agit donc en diminuant l'énergie de la puissance motrice, à la manière des sédatifs; et ce commencement de mort réveillant les forces conservatrices de la nature, devient la cause prochaine de cette heureuse réaction qui se répète plus ou moins souvent.

Cette théorie est appuyée sur la contemplation des phénomènes qui ont lieu dans les fièvres dont je vais parler, et sur la nature des remèdes qui, éloignant la cause prochaine, font cesser la réaction devenue inutile.

Différence de ces Fièvres.

Les fièvres d'accès pernicieuses, les fièvres subintrantes et les fièvres rémittentes, ne diffèrent entr'elles que par le plus grand ou le plus petit intervalle qu'elles laissent entre un paroxysme et l'autre. Les premières sont rarement simples dans ce pays, ou plutôt elles deviennent très-vîte doubles et triples. J'ai vu plusieurs fièvres double-tierces dont les paroxysmes duraient vingt-quatre heures, avec une rémission suivie aussitôt d'un nouveau paroxysme qui en durait autant; c'est-à-dire, qui étaient devenues tout de suite fièvres rémittentes. Cependant, quelques jours auparavant, le malade n'avait pas eu une fièvre décidée; mais il s'était senti plus mal à son aise, un jour oui et l'autre non.

Les fièvres subintrantes sont composées de trois paroxysmes rentrant l'un dans l'autre; l'un commence le matin à huit heures; le second à midi, une heure; et le troisième à onze heures du soir, plus ou moins uniformément. Ayant plusieurs fois observé scrupuleusement les malades, tant de jour que de nuit, j'ai trouvé que c'était là les heures les plus ordinaires des paroxysmes fébriles subintrans.

Marche de ces fièvres.

Ces fièvres s'annoncent plusieurs jours à l'avance, par des symptômes de langueur et de faiblesse; le malade se sent affaissé, il n'a point d'appétit, point de goût pour le travail; la vue lui manque à chaque instant, la tête lui tourne, les jarrets lui font mal : après le moindre mouvement, il éprouve une sueur froide, des tremblemens, des maux de cœur; il voudrait toujours dormir; enfin le paroxysme se décide, mais ce n'est pas un froid violent comme dans les fièvres du printemps, ce ne sont que des frissons accompagnés d'angoisses, de mal-aise et de douleurs dans les articulations. Ce froid léger dure peu; il est bientôt suivi d'une chaleur cuisante, d'un léger mal de tête, d'un pouls plus fréquent que dur, ce qui annonce que la réaction est faible; la langue est quelquefois jaune, mais plus souvent blanche; les yeux sont fixes et hagards, les urines troubles, *tanquam jumentorum*. Pendant toute la durée du paroxysme, le malade est tourmenté d'envies de vomir, sans qu'il ait à vomir; la sueur a lieu chez quelques-uns, dans le commencement du chaud, sans porter aucun soulagement, bien loin de là, qu'au contraire ces paroxysmes sudatoires sont ordinairement les plus longs : dans d'autres, la peau est sèche comme du chagrin et ne devient jamais humide; à ceux-là, la poitrine ou le cerveau sont bientôt affectés d'inflammations érésipélateuses qui font périr le malade, si l'on n'y prend garde en prévenant le retour du paroxysme.

Mais quand on est exposé immédiatement à l'action délétère des gaz marécageux, on est saisi de tous ces maux d'une manière plus brusque. A Mantoue, dans le mois de messidor, le thermomètre étant à 20 degrés à l'ombre, et à 26 au soleil, les sentinelles se sentaient tout-à-coup saisis d'un violent mal de tête, de frissons; ils tombaient sans connaissance. On était souvent obligé de les relever après une demi-heure de faction. Il arrivait à la fois chaque jour, à l'hôpital, jusqu'à cinquante malades, tous de la garnison de cette ville, attaqués de la même maladie, et la plupart saignant du nez.

Danger sans pyrexie.

La fièvre, c'est-à-dire l'état fébrile du pouls, n'a pas toujours lieu, quoique le malade soit en danger; au lieu de se développer par une réaction, il tombe dans la léthargie, avec le pouls lent et faible, la langue sèche, noire, et les yeux sans sentiment. Cet état dure plusieurs heures, après lesquelles la langue redevient humide, et le malade revient à lui; mais sans doute ce paroxysme serait enfin funeste si on ne le prévenait pas; et tel aurait été le sort d'un vieillard, infirmier, nommé

*Champlar*, et d'un vieux soldat nommé *Tricourt*, que je puis dire, à la gloire de l'art, avoir tiré deux fois du danger de la mort, dans le mois de messidor. Les vieux sont plus particulièrement sujets à cette léthargie périodique, qui paraît consister en une grande lenteur dans les fonctions vitales.

D'autres fois ce sont des céphalalgies opiniâtres qui reviennent périodiquement et sans pyrexie, et qui sont tout-à-coup si aiguës, que le malade tombe dans un délire à se jeter par la fenêtre, ainsi qu'il est arrivé, le 15 messidor, à un volontaire qui, peu auparavant, paraissait se porter si bien qu'on lui avait donné à manger. Ces céphalalgies affectent particulièrement les jeunes gens et les hommes robustes, et ne cèdent qu'au fébrifuge.

Symptômes concomitans.

Ces fièvres sont souvent encore accompagnées d'autres accidens alarmans, tels que de la dispnoée ou d'une diarrhée fréquente et incommode, lesquels accidens ne sont que des symptômes du paroxysme fébrile, et disparaissent avec lui entièrement par l'usage du fébrifuge, ainsi que l'immortel *Torti* nous l'a enseigné, et comme je l'ai expérimenté d'après ce grand maître.

Mais le symptôme inséparable de ces sortes de fièvres, c'est la faiblesse, l'atonie, la diminution de la faculté de sentir et d'agir;

elles détruisent plus un malade en huit jours de temps, qu'une autre fièvre pendant la durée d'un mois : on voit ces guerriers naguère si terribles, étendus sur leurs grabats les bras et les jambes pendants, et quelquefois, s'ils veulent se lever pour quelque besoin, ils tombent à terre sans connaissance. Dans le mois de prairial, le feu avait pris à la cheminée de la cuisine de l'hôpital, et semblait menacer une salle dans laquelle il y avait un de ces malades, qui commençait à aller mieux : la frayeur détruisit en un instant le peu d'irritabilité qui lui restait ; il voulut se lever pour fuir ; mais, dès qu'il eut pris la position verticale, il tomba, et mourut subitement.

Cette diminution d'irritabilité a non-seulement lieu avec la fièvre, mais elle subsiste encore très-longtemps après la guérison. Il reste chez tous les convalescens un vice dans les organes du goût, de l'ouïe et de la vue, qui ne disparaît que fort lentement ; les yeux sont ternes et sans éclat, la pupille est dilatée et peu susceptible de contraction ; ce qui fait que le malade ne peut appercevoir les objets qu'à une grande lumière ; c'est une vraie éméralopie par commencement d'*amaurosis*. Il arrive aussi à quelques malades des furoncles, et d'autres éruptions cutanées.

Il

Durée de ces fièvres.

Il est difficile d'établir combien durerait une fièvre subintrante ou rémittente si on la laissait à elle-même ; 1.° parce qu'il est toujours difficile de savoir au juste depuis quand la maladie a réellement commencé ; 2.° parce que j'ai toujours fait mes efforts pour lui couper chemin le plus vîte possible, dès que j'en ai reconnu le caractère : je puis seulement dire combien la maladie a duré, malgré le traitement approprié, chez des malades traités hors de l'hôpital : aux uns, la fièvre a disparu au bout de dix jours ; aux autres, le quatorzième jour, et elle n'a jamais outrepassé le vingt-unième.

Pronostic.

D'après la gravité des symptômes dont ces fièvres sont accompagnées, il n'est pas douteux qu'elles ne dussent être très-funestes, si l'on n'employait pas, pour les dompter, la méthode vigoureuse dont je parlerai plus bas ; mais au moyen de cette méthode, dont *Torti* et *Morton* sont les inventeurs, et qui ne m'a jamais manqué, ni à l'hôpital ni en ville, ces fièvres ne deviennent pas plus dangereuses que la maladie vénérienne dont on connaît le spécifique : la preuve en est que d'environ mille malades que j'ai eu à traiter de ces fièvres, il ne m'en est mort, parlant exactement, que dix-sept.

Différence dans le pronostic, suivant la nature de la fièvre.

Néanmoins, pour avoir une idée juste du succès que l'on peut se promettre dans chacune de ces fièvres, il faut distinguer les fièvres subintrantes d'avec les fièvres rémittentes. Les premières étant composées de trois paroxysmes, et ayant par conséquent trois rémissions par jour, permettent l'emploi d'une plus grande quantité de fébrifuge; au lieu que les dernières n'ayant que deux rémissions dans les vingt-quatre heures, et souvent très-courtes, on ne peut en introduire qu'une très-petite quantité; ce qui fait que la guérison est beaucoup plus retardée, et donne moins d'asurance au médecin, tandis qu'il peut toujours en avoir beaucoup dans les fièvres subintrantes, quelle que soit la gravité des symptômes qui les accompagnent, pourvu que le malade soit docile.

Nos premiers maîtres de l'art, et après eux *Sydenham* et *Torti*, ont distingué toutes les fièvres en fièvres dépuratoires et en fièvres corruptives : non-seulement ils ont soutenu l'existence des premières, mais encore ils ont prétendu qu'étant utiles, ainsi que leur nom le porte, on ne devait pas en arrêter le cours; ils ont par conséquent borné l'emploi des moyens curatifs énergiques aux seules fièvres corruptives. Ce n'est pas ici le lieu de rechercher si cette distinction n'est pas plutôt une subtilité systématique qu'une induction d'observations bien faites; je ne rechercherai pas non plus si, à supposer ce qui est en question, on ne devrait pas tout au plus borner le caractère de dépuration aux fièvres d'accès d'hiver et de printemps, qui guérissent souvent d'elles-mêmes et sans remèdes; mais je soutiens, pour justifier d'avance aux yeux de tout censeur, la vigueur de la méthode que j'ai employée avec fermeté dans les fièvres dont il s'agit, non-seulement en Italie, mais partout où je les ai rencontrées; je soutiens, dis-je, que les fièvres d'été et d'automne, et toutes celles qui sont l'effet de l'impression d'un gaz ou de telle autre substance délétère sur la fibre animale, sont des fièvres corruptives auxquelles il faut couper cours aussitôt qu'il s'en présente l'occasion. Je ne saurai assez dire et répéter que le praticien ne doit pas se laisser guider par les apparences de saburre que lui présentent chaque jour la langue et les évacuations répétées; car ce ne sont que des symptômes qui accompagnent la fièvre, et qui dureraient jusqu'à la mort, si on négligeait la fièvre pour s'occuper d'eux : cela est si vrai, qu'aussitôt que la fièvre est coupée, la langue redevient belle, et l'amertume de la bouche se dissipe, quoique le malade reste cinq à six jours sans aller à la selle.

Traitement. Avant que de parler de la méthode que j'ai employée pour guérir ces fièvres, je crois utile de rapporter quelles sont les raisons qui me l'ont fait embrasser. J'ai dit, au mémoire précédent, que, sur la fin de la constitution des fièvres continues pétéchiales, il m'était arrivé que des malades que j'avais trouvés bien à ma visite du matin, se trouvaient infiniment plus mal à ma visite du soir, et cela sans raison évidente; présumant aussitôt que la fièvre aurait bien pu devenir périodique, j'ordonnai de joindre, pour le lendemain, un gros de quinquina au camphre qu'on administrait ordinairement, et de le répéter de trois heures en trois heures, jusqu'à quatre heures du soir, sous cette forme liquide: ℞. *Kina en poudre fine*, ʒj; *Camphre et Gommme arabique*, ãã gr. vj; *Vin et Eau*, ãã ℥iij: mêlés. Ce qui a très-bien réussi, et terminé heureusement la maladie.

Depuis lors, la constitution fiévreuse étant devenue toujours plus évidemment périodique, j'ai insisté sur cette méthode, à la différence que ne l'ayant pas trouvée assez vigoureuse dans la plupart des cas, au lieu d'un gros du fébrifuge, j'en faisais mettre deux dans chaque mixture, avec dix grains de gomme pour la suspension. En conséquence, dès qu'un malade était reçu à l'hôpital, et que, d'après l'examen de son état présent, et ses interrogations sur le passé, je jugeai que sa maladie avait un type périodique; s'il y avait indication urgente de pratiquer les remèdes généraux, et surtout la saignée, à cause des grands maux de tête et du saignement de nez, je le faisais, sinon je passais de suite à la mixture de kina camphré pour le temps de la rémission. Il m'est arrivé souvent d'avoir passé de suite à l'usage de ce spécifique, sans examiner si la maladie était ancienne ou récente, et sans faire précéder aucuns remèdes généraux : cela, dis-je, m'est arrivé souvent sans avoir lieu de m'en repentir; mais, soit habitude, soit timidité, cela ne m'est pas arrivé aussi souvent que j'aurais peut-être dû le faire, perdant ainsi un temps précieux pour faire les remèdes généraux, suivant la médecine usuelle.

Les malades attaqués de fièvre rémittente, et n'ayant que deux rémissions par jour, ne pouvaient prendre que deux mixtures par jour, une le matin, l'autre le soir, c'est-à-dire, une demi-once de fébrifuge; ce qui faisait que le remède de la veille n'était utile que pour le lendemain, et que la fièvre allait beaucoup plus en longueur. Dans les fièvres subintrantes, au contraire, c'est-à-dire, de trois rémissions, le malade prenait trois et même quatre mixtures, c'est-à-dire, depuis six gros jusqu'à une once de fébrifuge par jour; ce qui le délivrait ordinairement d'un paroxysme, le premier ou le second jour, et ce qui rendait la rémission plus longue et le restaurait beaucoup. Dans plusieurs cas non enracinés, deux onces de kina ont suffi pour couper la fièvre; mais, quand le corps était habitué à cet état périodique, il a fallu en employer jusqu'à la concurrence de six onces. C'était admirable de voir comment un malade, qui était si fort tourmenté à la visite du matin, était calme et serein à celle du soir : je le trouvais ordinairement suant à grosses gouttes par tout son corps, et cette diaphorèse était la preuve la plus certaine de sa guérison.

Je me suis souvent demandé pourquoi je joignais le camphre au quinquina? Peut-être n'était-ce aussi qu'une affaire d'habitude; mais cette habitude était justifiée, en quelque façon, par les services que cette substance m'avait rendus dans la constitution précédente, et par l'observation des sueurs que je présumais qu'elle favorisait : néanmoins je me décidai enfin, quoiqu'avec répugnance, à n'employer que le kina seul dans le vin. Cette méthode a aussi eu ses succès ; mais il m'a paru que dans les cas où il y avait beaucoup de chaleur et un excès d'irritation, elle n'était pas aussi heureuse que la première ; desorte que je suis revenu à celle-ci, laquelle, si elle n'est pas fondée sur une raison bien évidente, a du moins pour elle cet instinct médicinal, dont il n'est pas toujours prudent de s'écarter.

Il n'en est pas de même de la préférence que je donne au quinquina en substance, et bien pulvérisé, à toutes les autres préparations de ce remède. Je puis assurer avec vérité, d'après l'expérience et l'observation, que toutes les infusions, décoctions et extraits de cette écorce, ne la valent pas employée en substance, et qu'en conscience, dans tous les cas périlleux, le médecin doit préférer cette manière de l'administrer à toutes les autres préparations, quelque scientifiques qu'elles soient.

La méthode vigoureuse dont je viens de parler, termine promptement la maladie ; mais si on ne la continue pas pendant quelques jours, on est assuré d'avoir des récidives. Voici, à ce sujet, deux faits qui me sont arrivés au commencement de ce traitement. Deux volontaires, nommés l'un *Fournier*, l'autre *Focon*, étaient convalescens depuis quatre à cinq Rechutes.

jours des fièvres rémittentes; un matin, à ma visite, l'infirmier de garde me rapporta qu'ils s'étaient levés pendant la nuit pour faire des extravagances, et que sans lui ils se seraient jetés par la fenêtre : ils étaient pourtant bien tranquilles alors et sans fièvre, même ils étaient honteux de ce que l'infirmier rapportait d'eux. Me rappelant aussitôt l'avis que nous donne *Sydenham*, « Que « souvent dans la convalescence des fièvres « malignes, les malades délirent par pure « faiblesse, et que le meilleur remède à ce « délire est dans les analeptiques », je me contentai d'ordonner le double de vin et d'alimens. Le lendemain, on me rapporta la même chose; le surlendemain la même chose; alors, sur le soupçon du retour d'un paroxysme nocturne, j'ordonnai derechef le spécifique à la même dose, que je fis encore continuer durant plusieurs jours, et le délire ne revint plus. Depuis cette observation, quoique la maladie eût entièrement cessé, je continuais d'administrer pendant huit à dix jours le fébrifuge, ayant seulement la précaution d'en diminuer chaque jour la dose; et au dixième jour, le malade se trouvant tout-à-fait à l'abri de toute rechûte, je l'évacuais, soit pour lui faire changer d'air, soit pour faire place à d'autres.

J'ai également observé, après tous les bons praticiens; que les purgatifs provoquent les récidives, aussi je me garde bien d'en donner. Le soldat est ordinairement étonné de rester six à sept jours sans aller à la selle, il vous fatigue pour le purger; mais le médecin, non-seulement n'en doit rien faire, mais encore il doit être persuadé que cette suspension des selles est le plus sûr indice que la fièvre est dissipée, d'autant plus que le malade ne s'en porte pas plus mal, qu'au contraire l'appétit se rétablit et la langue se nettoie, l'évacuation par la transpiration et par les urines suppléant à ce qui ne se fait pas par les selles. Tout au plus le sixième ou septième jour, on peut permettre l'usage d'un lavement d'eau tiède; ce qui suffit, et détermine ordinairement les intestins à faire, par la suite, d'eux-mêmes leurs fonctions.

Dangers des purgatifs.

Je vais terminer ce mémoire par quelques histoires de fièvres subintrantes et rémittentes pernicieuses, pour servir d'exemples au traitement qui réussit le mieux en pareil cas.

## HISTOIRE PREMIÈRE.

*Fièvre, subintrante avec dispnoée, délire et diarrhée.*

Le C. Astier, pharmacien en chef de l'hôpital de Bozolo, jeune homme d'une constitution très-irritable, avait éprouvé durant deux ou trois jours divers maux de cœur et une grande faiblesse : le 20 germinal, comme il allait se mettre à table pour dîner, il tomba tout-à-coup en syncope, étendu par terre sans connaissance. Il revint à lui au bout de quelques minutes, au moyen des remèdes excitans, couvert d'une sueur froide générale. Au bout de quelque temps, il éprouva une nouvelle syncope. La langue offrant une saburre décidée, il fut émétisé le lendemain, et tenu à un régime délayant. Le pouls était faible et à peine fréquent, et il fut ainsi les quatre premiers jours, le malade n'éprouvant d'autre incommodité qu'une grande faiblesse, de légers frissons aux jambes sur le soir, et une disposition à la syncope chaque fois qu'il voulait se lever. Le cinquième jour, de nouveaux signes de saburre ayant paru, j'administrai un laxatif. Le sixième, la fièvre se développa avec une difficulté de respirer et le délire. Le septième, pétéchies, exacerbation de la fièvre, de la dispnoée et du délire, à midi et à huit heures du soir. Le huitième, diarrhée bilieuse très-abondante. Le neuvième, *idem*. Le dixième, *idem*, et augmentation de tous les symptômes, langue sèche, recouverte d'une croûte noire. Le onzième, disparution des pétéchies et selles bilieuses tous les quarts-d'heure, avec ténesme. Le douzième, faiblesse extrême, selles fréquentes, et dans le lit, sans que le malade s'en apperçût; assoupissement continuel, oubli, insensibilité; vésicatoires aux jambes. Le treizième, mêmes symptômes; réapplication de vésicatoires, parce que les premiers avaient peu agi; sinapismes à la plante des pieds. Le quatorzième, mêmes symptômes, affaissement plus grand encore, la peau toujours sèche, ainsi que la langue.

Quoique l'exacerbation bisdiurne de la fièvre et des symptômes concomitans annonçât évidemment un caractère périodique, je n'avais cependant pas encore osé administrer le quinquina; 1.° par l'absence de la transpiration et du relâchement à la fin de chaque paroxysme; 2.° par la crainte mal fondée d'arrêter entièrement les évacuations bilieuses, que cependant j'avais tenté de modérer; 3.° parce que la constitution dominante alors était celle des fièvres continues pétéchiales, et que celle des fièvres subintrantes n'ayant pas encore paru, j'étais peu familiarisé avec la méthode qui lui convenait : mais le quatorzième jour, voyant que tout allait en empirant; que la fréquence des selles, loin de soulager, diminuait à chaque instant le peu de forces qui restaient, et craignant pour la vie d'un camarade estimable, je résolus de tenter d'étouffer à la fois, par le fébrifuge, et la fièvre et ses symptômes. J'ordonnai, en conséquence, la potion suivante, à répéter toutes les heures, depuis six heures du matin jusqu'à onze heures: ℞. *Kina en poudre fine*, ʒ j; *Serpentaire de Virgin. et Gomme arab.* ãã gr. x; *Camphre*, gr. vj; *Vin et Eau*, ãã ℥ ij; mêlez. Le malade prit, par conséquent, le quatorzième jour, six gros de quinquina, soixante grains de serpentaire de Virginie et trente-six grains de camphre. L'exacerbation de midi eut lieu, mais celle du soir fut beaucoup plus légère, et le malade passa pour la première fois une nuit tranquille. Le quinzième jour au matin, un peu de moiteur; j'ordonnai sept gros de kina, pour en prendre jusqu'à midi. L'exacerbation retarda beaucoup et fut très-légère; celle de la nuit n'empêcha pas le malade de dormir paisiblement; et le lendemain, seizième jour au matin, je le trouvai couvert d'une moiteur générale, et presque sans fièvre. La dispnoée, le délire, la diarrhée, le ténesme, avaient disparu entièrement, et j'ordonnai ce jour-là une once entière de fébrifuge; ce qui fut suivi de la cessation totale de la fièvre, le dix-septième jour. Mais, au moment où je pensais n'avoir plus rien à redouter, il s'éleva deux symptômes qui nous alarmèrent beaucoup, le météorisme du bas-ventre et le hoquet. En deux jours, le bas-ventre devint d'une grosseur monstrueuse, et résonnant comme un tambour. Comme depuis l'administration du fébrifuge le malade n'avait poussé aucune selle, il insistait pour être purgé; de quoi je me gardai bien, persuadé que les laxatifs augmenteraient l'atonie des intestins et rappelleraient la fièvre : je me contentai donc de lui faire prendre d'heure en heure une cuillerée d'une infusion aromatique et tonique, et de faire fomenter le bas-ventre avec des pièces chaudes, ce qui calma le hoquet et le vomissement. Enfin, le vingt-cinquième jour, le malade n'ayant pas été à la selle depuis le 15, la fièvre ayant disparu depuis huit jours, et voyant que le malade s'attristait de ne pas aller à la selle et de son météorisme, j'ordonnai un gros de rubarbe en poudre et un gros de sulfate de magnésie; ce qui fut sans effet. Le vingt-septième jour, je pensai sérieusement à faire pousser quelques selles, et, persuadé que les laxatifs n'auraient fait qu'augmenter les flatuosités, je passai aux purgatifs réels, et je fis prendre le bol suivant : ℞. *Jalap en poudre*, ʒ j; *Muriate mercuriel et Coriandre*, āā gr. xij.; faites plusieurs petits bols ; ce qui réussit très-bien, et fit rendre des matières figurées en boules très-dures. Je prescrivis la continuation des remèdes toniques, et le troisième jour le tube intestinal reprit avec ses fonctions son volume ordinaire. Le trente-deuxième cependant, comme je l'avais craint, la fièvre revint, et céda au fébrifuge. Le malade fut encore purgé deux fois ; et à chaque fois la fièvre revint, et céda au fébrifuge. Enfin, après cinquante jours de maladie, le C. Astier se trouva parfaitement rétabli, au moyen de divers furoncles qui vinrent à suppuration, et se cicatrisèrent.

Cette histoire fournit un exemple sensible de l'action affaiblissante de la cause des fièvres subintrantes, et de la nécessité qu'il y a d'insister sur les toniques pour les guérir radicalement. Je me suis reproché dans la suite de n'y avoir pas eu recours plus tôt ; car, peut-être que si j'avais employé le quinquina dès les commencemens, sans m'attacher aux symptômes, cette maladie n'eût pas eu une si longue durée.

## HISTOIRE DEUXIÈME.

*Fièvre subintrante sudatoire.*

Le C. Dufay, commis aux entrées de l'hôpital, d'une constitution lente, avec un visage jaunâtre, avait déja eu diverses fièvres d'accès qui avaient laissé des obstructions, lorsque, s'étant mis en route par un temps nébuleux, pour un village à six milles de distance de Bozolo, vers le milieu de floréal, la fièvre le prit, et l'obligea à revenir au plus vîte sur ses pas. Il arriva avec un violent mal de tête, les cuisses et les jambes brisées, le ventre tendu, et la langue épaisse et jaune. Vu les accidens et les indices de pléthore, je jugeai la saignée convenable, laquelle fut même répétée une seconde fois. La fièvre se déclara double-tierce, avec des paroxysmes rentrans l'un dans l'autre. Après avoir administré un laxatif, je restai deux à trois jours en expectative; puis j'ordonnai les fomentations sur le ventre, et les sucs apéritifs dont j'ai parlé au second mémoire, n'osant pas administrer le quinquina à cause des obstructions; mais loin de céder à ce traitement, la fièvre ne fit que devenir plus pernicieuse; au bout de deux jours, elle se changea en *lypirie ;* le malade avait froid et chaud en même-temps, et dès le commencement du paroxysme il était trempé d'une sueur si fétide, que je ne pouvais résister dans sa chambre une demi-seconde, détournant la tête pour lui toucher le pouls, et si abondante qu'il lui fallait changer plusieurs chemises en très-peu de temps; à la sueur était jointe une diarrhée bilieuse avec ténesme, et la langue était toujours jaune. A dire vrai, je pris d'abord cette sueur pour une sueur critique; mais à la fin, voyant que, loin de soulager le malade, elle l'affaiblissait au contraire, au point qu'il tombait dans la léthargie, et qu'il faisait ses besoins sans s'en appercevoir, je pensai sérieusement à sauver la vie du malade, et à négliger les obstructions. J'ordonnai de suite une once de quinquina en poudre, dont je fis prendre d'abord trois gros, puis un gros toutes les heures, sans avoir égard ni à la rémission, ni à l'exacerbation; car le malade suait toujours. Ce remède fut suivi de si heureux effets, que les sueurs et les déjections s'arrêtèrent dans la journée; et qu'enfin, avec deux autres onces que le malade prit encore, il se rétablit entièrement en très-peu de temps. Je le purgeai ensuite avec un gros de rhubarbe et un gros de quinquina, et je lui fis user, pendant quinze jours, d'un demi-gros de cette écorce dans du vin, au moyen de quoi il n'y eut aucune récidive, et la langue se nettoya d'elle-même : ayant ensuite conseillé l'exercice du cheval à ce jeune homme, il s'en trouva si bien que les obstructions se dissipèrent, et que le visage reprit de plus belles couleurs qu'il n'en avait avant la maladie.

## HISTOIRE TROISIÈME.

### *Fièvre subintrante avec diarrhée, sueurs et tremblement.*

*Léa Finzi*, fille nubile de M. *Marc Finzi*, négociant juif à Bozolo, d'une complexion très-délicate, avec la poitrine fort étroite, après plusieurs jours de mal-aise, eut un paroxysme léger de trois à quatre heures, qui se répéta après un intervalle de vingt-quatre heures, sur les derniers jours de prairial. Appelé pour la soigner, je renvoyai au troisième paroxysme l'administration du quinquina, s'il y avait lieu. Ce paroxysme se développa avec une grande violence, douleurs à la poitrine, et grande difficulté de respirer; et il ne fut pas plutôt terminé, qu'il fut suivi d'un autre encore plus violent. Si j'eusse donné de suite le fébrifuge, j'aurais prévenu tous ces maux et ceux à venir; mais les parents s'y étant opposés, et la malade étant menacée d'une congestion à la poitrine, il fallut avoir recours à la saignée du bras, puis à celle du pied, qui calmèrent les accidens. Le surlendemain la langue étant chargée et y ayant des signes de saburre, je fis prendre un vomitif qui agit par haut et par bas, et fit rendre un ver presque sans vie; puis, observant que les paroxysmes étaient très-distincts, puisqu'ils commençaient toujours avec des frissons aux jambes, suivis de sueurs abondantes et d'envies fréquentes d'aller à la selle, je proposai de leur couper chemin aussitôt par le quinquina ; mais les parents, qui étaient extrêmement attachés à cette fille qu'ils devaient marier bientôt, et qui d'ailleurs étaient très-peureux, ne voulurent jamais passer à ce remède avant d'avoir consulté d'autres médecins. Ils en appelèrent en conséquence deux en consultation, un desquels avait une réputation très-étendue, nommé *Locatelli*. Ce dernier déclara qu'il considérait cette fièvre non comme *corruptive*, mais comme *dépuratoire*, et qu'il était d'avis de la traiter par la méthode de *Moréale*, dont j'ai parlé au deuxième Mémoire, c'est-à-dire par le mercure uni aux laxatifs. Quelque bizarre que me parût cette opinion, il fallut céder, puisque j'étais seul de mon avis. On administra donc à la malade le bol suivant : ℞.. *Sulfur. mercuriel*, ʒ j ; *Rhubarbe*, ℈ ij ; *Elect. lénit. quant. suffis.* Ce bol augmenta le ténesme, fit exprimer plusieurs selles liquides, sans faire rendre aucun ver. Le lendemain tout fut plus grave, la faiblesse était extrême, la malade était assoupie, la mâchoire inférieure était affectée de tremblement, et il parut des pétéchies. Le surlendemain, treizième jour de la maladie, tout était dans le même état. Le médecin *Locatelli*, qui avait toute la confiance, voulut encore insister sur le mercure, et on donna le bol suivant : ♃. *Mercure crud*, ʒ j ; *Rhubarbe et élect.* comme dessus. Ce qui fut suivi des mêmes effets, ne fit sortir aucun ver, et porta tellement à la bouche, què la malade avait une grande peine à avaler. Je proposai derechef ma méthode, avec l'assurance d'un homme fort de sa conscience. Mes confrères répondirent *que je pouvais l'essayer, mais qu'ils ne s'en mêlaient pas*. Le lendemain quatorzième jour, la malade ayant passé une très-mauvaise nuit, et me trouvant seul à la visiter, je résolus d'employer le quinquina avant que mes confrères arrivassent; car il y avait tout à craindre d'un plus long retard. En conséquence, après avoir péroré les parents, et leur avoir promis formellement que l'accès du midi, ou ne viendrait pas, ou serait plus modéré, et que les sueurs, la diarrhée et le tremblement disparaîtraient avec la fièvre, je donnai moi-même à la malade deux gros d'un excellent kina dont la duchesse de Parme avait fait présent à cette famille, délayé dans moitié eau moitié vin, et j'en préparai une autre dose à prendre dans l'intervalle de trois heures. Je revins au bout de ce temps pour administrer cette autre dose; mais quelle fut ma surprise ! toute la maison était en larmes. *Locatelli* qui était à la porte, me dit en secouant les épaules que la malade va mal, et qu'il ne s'en mêle plus : chacun se reprochait de m'avoir cru trop légérement. Qu'était-ce? Ayant vu la malade qu'on avait déja laissée seule, elle me dit qu'une heure après avoir pris le kina, elle avait vomi avec efforts, et l'on ajouta qu'elle avait eu des convulsions et s'était évanouie. Après avoir témoigné mon indignation à tous les assistans, je promis encore formellement, que nonobstant que la malade eût vomi un peu de son remède, elle serait cependant mieux l'après midi, ce qui fut vrai à l'étonnement de tout le monde, et à la confusion de mes détracteurs; car le paroxysme de midi n'eut pas lieu, et la malade fit naturellement un ver très-vivant. Alors chacun fut d'avis de continuer la cure par le quinquina seul; et comme la malade témoignait de la répugnance à le prendre intérieurement, j'en fis délayer sur le soir une once dans quatre onces de décoction d'orge, et je la fis prendre en lavement. J'ordonnai pour le lendemain trois lavemens pareils; et au bout de deux jours, ma malade fut absolument sans fièvre. J'en fis continuer l'usage durant plusieurs jours comme préservatif, en en diminuant chaque jour le nombre et la dose. Tous les symptômes disparurent; et quoique la malade fut sept à huit jours sans aller à la selle, néanmoins la langue se nettoya, l'appétit, les forces et la santé revinrent rapidement.

Cette histoire nous apprend, 1.° que les toniques sont les meilleurs vermifuges dans les pays humides; 2.° que quand le médecin digne de ce nom a une certitude éclairée du succès d'une méthode, il doit insister avec fermeté pour la faire employer, sans s'inquiéter des clameurs des ignorans, la vie du malade étant ce qui doit l'occuper entièrement.

## HISTOIRE QUATRIÈME.

### *Léthargie périodique, double-tierce sans pyrexie.*

Le C. *Champlar*, garçon de pharmacie de l'hôpital, âgé de cinquante-cinq ans, se mit au lit dans les premiers jours de messidor, pour des lassitudes, des dégoûts, une impossibilité de marcher, et une envie continuelle de dormir. Je le trouvai à ma visite du matin avec le pouls faible et lent, la langue belle et les yeux cassés. N'y ayant aucun indice de fièvre ni de saburre, je le considérai simplement comme un homme exténué, et je me contentai de lui ordonner du vin et des alimens. A ma visite du soir, je le trouvai qui dormait. Les infirmiers me rapportèrent que s'étant endormi en ronflant aussitôt après ma visite, et ayant été éveillé à la distribution des alimens, il s'était plaint de n'avoir pas été visité le matin, et que s'étant aussitôt rendormi, puis ayant été éveillé à dessein, il leur avait reproché qu'ils l'avaient oublié à la distribution. Ayant entendu de pareilles choses, je le fis éveiller : il me regarda bien étonné, se plaignant que depuis qu'il était là, il n'avait encore vu personne. Son pouls était extrêmement lent, sa peau sèche, et sa langue noire et sèche. Je n'ordonnai rien pour ce soir, renvoyant ma décision à l'observation du lendemain. A la visite du matin, je le trouvai comme la veille, et il passa la journée comme la précédente : mais à ma visite du soir, convaincu du danger d'un pareil état, j'ordonnai une once de quinquina en quatre potions, délayé dans du vin pur, à prendre le lendemain dès quatre heures du matin. Ce jour-là, le pouls s'éleva un peu : le surlendemain, après avoir déja pris deux onces de kina, le malade fut mieux, et l'accès fut très-court; enfin, après en avoir pris quatre onces, il fut totalement dissipé. Il revint néanmoins au bout de huit jours, et fut dissipé de la même manière. La convalescence a duré jusqu'au 30 messidor, où le malade est sorti de l'hôpital.

Il en a été de même de *Tricourt*, canonnier de la garnison de Mantoue, et du même âge que *Champlar*, mais beaucoup plus robuste ; celui-ci est entré après lui à l'hôpital, et en est sorti avant sans récidive.

Il y a à noter dans ces deux cas, 1.° que dans les pyrexies, on regarde le malade sauvé quand le pouls est calme, tandis qu'ici le calme est un mauvais signe, et qu'on ne peut bien augurer du malade que quand le pouls devient fréquent. 2.° Que l'aridité et la noirceur de la langue qui ont lieu durant l'accès, et qui cessent après l'accès, sont une preuve que l'état de cet organe n'est pas toujours dépendant des premières voies, mais qu'il dépend le plus souvent de la condition des puissances motrices et sentantes dans certaines affections propres au principe vital, lesquelles on doit uniquement considérer, sans perdre son temps à balayer les premières voies.

---

## CINQUIÈME MÉMOIRE.

### *Des cas où le kina est utile, et de ceux où il ne convient pas.*

Le quinquina donne-t-il des obstructions ?

J'ENTENDS la foule des médicastres s'écrier qu'en donnant en si peu de temps une si grande quantité de fébrifuge, on étrangle, il est vrai, la fièvre, mais qu'on fait naître des obstructions. Qu'il me soit permis de joindre mon faible témoignage à celui de tant de grands hommes qui m'ont précédé en cette matière : je n'ai jamais vu que le quinquina ait produit des obstructions, quoique je m'en sois beaucoup servi ; j'ai vu au contraire que toutes les fois qu'il y a des obstructions avec fièvre périodique, si on a le bonheur de dissiper la fièvre par le quinquina, les obstructions diminuent notablement de volume. J'en ai vu un exemple dernièrement dans un volontaire nommé *Maierque*, qui était atteint de la fièvre quarte depuis longtemps, et qui avait le ventre tellement gros et rond, qu'il était obligé de rester toujours couché : je tentai la guérison de la fièvre par le kina joint au tartre stibié, ce qui réussit ; et cet homme sortit de l'hôpital non totalement guéri des obstructions, mais avec le volume du ventre tellement diminué, qu'il était redevenu gai, alerte, et en état de faire sa route à pied: méthode, il est vrai, qui ne réussit pas toujours, quand la fièvre et les obstructions sont très-enracinées, et à laquelle on est souvent obligé de substituer celle des apéritifs, ainsi que je l'ai dit au deuxième Mémoire; ce qui ne prouve pourtant rien en faveur de l'objection contre le quinquina.

Nous voyons au contraire tous les jours comme une vérité constante, que c'est la fièvre qui produit les obstructions, et que plus on lui laisse faire de progrès, plus les obstructions ont lieu : bien plus, plus on purge, plus on émétise, plus on ordonne une diète sévère sans penser à étouffer l'habitude du période qui s'empare du corps, plus de jour en jour on voit les viscères se gonfler, et la peau du visage devenir jaune ; au contraire, si on emploie le kina dès le commencement de la fièvre pour en arrêter les progrès, rien de tout cela n'arrive. Qu'on n'accuse donc pas ce remède héroïque de produire des obstructions, tandis qu'il en empêche la naissance en suffoquant la fièvre : il peut se faire que son usage soit accompagné des obstructions, mais alors c'est l'effet de l'impéritie ou de la timidité de celui qui se mêle de guérir, lequel ou ne l'aura pas donné assez tôt, ou ne l'aura pas employé en assez grande quantité, ou se sera obstiné à l'employer quand il ne convenait pas à la fièvre : dans tous ces cas, la fièvre continuant produit les obstructions; mais dire que c'est le kina, à cause qu'elles ont eu lieu durant son usage, c'est faire ce faux argument, *Post hoc, ergo propter hoc.*

Si ce n'est pas assez de produire des observations, que chacun veut avoir par devers soi, pour convaincre soit ceux qui jurent toujours *in verba magistri*, soit ceux qui, n'ayant jamais eu de maître, ont usurpé le titre sacré de médecins sans l'avoir conquis, nous y joindrons les preuves du raisonnement appuyé sur une évidence, je dirai, mathématique. Qu'est-ce que l'obstruction des viscères? D'après un grand nombre d'ouvertures de cadavres que nous avons faites, nous avons trouvé constamment qu'elle résidait dans les congestions sanguines des vaisseaux du foie ou de la rate, (il en est de même du poumon) d'où le volume de ces viscères est considérablement augmenté : ces congestions se trouvent unies à la flaccidité du parenchyme, et à une stagnation pafaite dans toutes les ramifications de la veine-porte. Une pareille congestion, un pareil relâchement ne peuvent être l'effet d'une cause particulière qui borne là son action ; car tout ce qui est hors des premières voies est soumis aux loix de la circulation. Mais cet état pathologique est évidemment l'effet d'une cause qui avait affaibli tout le systême, et qui avait par conséquent aussi agi sur celui de la veine-porte, déja doué par lui-même de très-peu de force contractile. Or on a vu dans les Mémoires précédens combien les effluves des marais et certains miasmes sont capables d'abattre sur le champ, et comme un coup de foudre, l'énergie des puissances motrices et sentantes, combien deux ou trois accès de fièvre excités par ces émanations empoisonnées suffisent pour donner des obstructions, et pour rendre en même temps la figure jaune et empâtée, les jambes gorgées, et dégoûter du mouvement : telle est la cause manifeste de cet état d'empâtement. Qu'a de commun avec des substances affaiblissantes, la puissance tonique et toute opposée du quinquina, qui rend souvent la réaction inutile à la première dose qu'on en prend, et qui passe en presque totalité par les selles, après avoir fait son effet?

Sans avoir jamais comparé par l'ouverture des cadavres l'effet de l'adstriction, bien opposé à l'état de relâchement des viscères obstrués, on se fait un monstre, sur la foi des théories, de la qualité légèrement astringente du quinquina (car j'ai fait voir dans mes cours de chimie que cette qualité est très-faible, comparativement à plusieurs autres astringens végétaux). Mais à supposer, ce qui est encore en question, qu'une partie de cette écorce soit absorbée et entre dans le torrent de la circulation, a-t-on bien réfléchi au trajet qu'elle aurait à faire avant de venir encombrer les vaisseaux du foie et de la rate ? Les glandes du mésentère et les vaisseaux lactés et lymphatiques n'en devraient-ils pas être encombrés et empêcher la nutrition ? Bien loin de là, qu'au contraire, après avoir pris une dose modérée du fébrifuge et suffisante pour prévenir la fièvre, on reprend un appétit et un embonpoint qu'on n'avait pas auparavant.

Quantité de kina à laquelle on doit se borner.

Je dis, *une dose modérée ;* car, si on s'aperçoit que ce tonique n'est pas le remède suffisant et approprié à la nature de la cause prochaine de la fièvre, il faut en cesser l'usage, loin de s'obstiner à en multiplier les doses. Nous avons vu plus d'une fois que quand le kina n'est pas utile, il nuit en agissant peut-être alors sur les vaisseaux lymphatiques, et en aggravant ainsi les maux que la fièvre a produits. Quand six onces de kina ordinaire n'ont pas suffi, il faut y renoncer pour ne pas aggraver la maladie et faire mépriser ce remède, le faire considérer comme cause des obstructions qui se forment rapidement; tandis qu'étant bien administré lorsqu'il est indiqué, il peut les prévenir, et partager même avec les autres toniques la puissance de les guérir lorsqu'elles sont formées, pourvu qu'elles ne soient pas déja devenues squirrheuses.

Des cas de fièvres d'accès où le kina ne convient pas.

J'ai déja parlé, dans le deuxième Mémoire, des cas où, loin de me servir du quinquina, j'ai eu recours à une méthode inverse qui a été couronnée de succès. Je crois donc être fondé à poser comme une règle générale dans les fièvres d'été et d'automne, (car les fièvres de printemps n'ont besoin de rien, ou de presque rien); 1.° Qu'on doit administrer ce remède le plutôt possible et sans rien craindre, à dose suffisante, toutes les fois que la fièvre étant récente, a un type décidément périodique; 2.° Qu'au contraire, on doit en abandonner l'usage quand, après en avoir pris une certaine dose, comme de six onces, le malade ne guérit pas (car on se ferait une grande illusion si on croyait que le kina réussisse dans tous les cas). 3.° On doit pareillement y renoncer, quand la fièvre a déja duré longtemps, soit qu'on n'ait pas administré le fébrifuge, soit qu'on l'ait mal administré, ou que la fièvre n'ait pas voulu lui céder : alors, si on croit devoir encore appliquer le kina, on doit se contenter de le faire comme le prescrit *Torti*, et comme j'ai coutume de le faire moi-même, non comme fébrifuge, mais comme tonique, à la dose d'un demi-gros, ou tout au plus à celle d'un gros. 4.° Enfin, quand les obstructions ont acquis une dureté notable, approchant de celle du squirrhe, accompagnée de la maigreur du visage et de celle des jambes, quel que soit le type intermittent que la fièvre ait conservé, on est presque sûr de la changer en continue si on emploie le fébrifuge. Je n'ai pas honte de dire que cela m'est arrivé quelquefois, tant est vrai le proverbe *que nous ne devenons maîtres qu'en travaillant.* Dans ces cas, loin de recourir au régime tonique, il faut employer les émolliens et les adoucissans, afin de se préparer par là une voie pour revenir à ce régime, ce qui ne manque presque jamais d'arriver et de réussir, à moins que le cas ne soit désespéré.

De l'administration du quinquina dans les fièvres rémittentes.

Il ne faut pas avoir moins de sagacité et de prudence pour employer à propos ce remède dans les fièvres qui ont une apparence de continuité, et dans lesquelles il est tantôt un remède souverain, et tantôt un remède non-seulement inutile, mais encore échauffant. Pour éclairer les médecins dans cette pratique, *Torti* a laissé la règle suivante : *Tota diffi-*

*cultas*, dit-il, *reducitur ad primos dies in quibus aliquando non prius intermittens est febris, ac in continuam migret, qui casus non infrequens est in praxi : immo sæpissime plures acutæ febres sic incipere consueverunt, (neque enim semper oriuntur continuæ essentialiter, neque semper tales paulo post deprehenduntur); idque præsertim contingit his tempestatibus et constitutionibus quibus intermittentes febres solent vigere, puta æstate, autumno aut vere, rarius vero hieme, quo tempore febris continua oritur, et sibi semper si non æqualis, saltem valde similis : secus aliis temporibus ut dicebam, quibus potius videtur quod febres suapte natura oriuntur intermittentes, nec nisi per accidens, et siquam cito, in continuas degenerent, etc.* Therap. special. Lib. IV, cap. V. Il conseille dans ces derniers cas, « de re- « courir au quinquina, et d'être très-réservé « sur son usage dans le cas de fièvres conti- « nues d'hiver, quand même on observerait « quelque rémission. » *Ibid*

L'observation de *Torti* est, en genéral, très-juste, surtout dans son pays, mais elle ne suffit pas pour nous bien conduire dans tous les cas particuliers. 1.° Etant aujourd'hui fort douteux que les fièvres essentiellement continues ou continentes existent dans la nature, mais paraissant au contraire qu'elles sont toutes composées d'un paroxysme de vingt-quatre heures, qui finit où commence son suivant, il suit de cette doctrine que le type périodique pourrait bien être infiniment plus répandu que ne le croyait *Torti*; ce qui donnerait en spéculation un bien plus vaste champ à l'administration du quinquina parmi les médecins qui le considèrent comme l'antidote du période. 2.° On se tromperait beaucoup si on croyait que les fièvres dites continues d'hiver n'exigent jamais le quinquina : j'ai vu plusieurs cas de ces fièvres, dans cette saison, où les malades ont dû uniquement leur salut à cette écorce. Ainsi, par exemple, ce ne fut que par son secours que dans l'hiver de 1796 je parvins à guérir le C. *Garnier*, chirurgien de la marine à Marseille, d'une fièvre rémittente sudatoire qu'on croyait désespérée.

En troisième lieu, on s'exposerait pareillement à commettre de graves erreurs dans le pays, dans la saison et dans la constitution des fièvres intermittentes, si on voulait alors employer indifféremment le quinquina dans toutes les fièvres. Je n'ai jamais songé à le mettre en usage pour le traitement essentiel des fièvres pétéchiales dont il a été question au troisième Mémoire, quoiqu'elles aient été cependant très-peu meurtrières; et j'ai appris dans

dans le temps des médecins qui avaient été consultés pour le traitement de ces fièvres qui ravageaient encore dans le mois de messidor les terres de *Piadena* et du *Canetto*, à quelque distance de Bozolo, qu'elles y étaient très-meurtrières, et que le quinquina que les médecins de ces lieux avaient employé, sur une apparence de période, avait été plutôt nuisible qu'utile.

Quatrièmement, à supposer même que le type périodique du commencement des fièvres suffise pour nous autoriser à administrer le fébrifuge, nous ne sommes pas toujours assez heureux que de pouvoir le constater. Parmi les soldats et les paysans, il est très-difficile de savoir comment la maladie a commencé : le soldat n'arrive jamais à l'hôpital qu'après avoir souffert plusieurs jours dans la caserne ; souvent il y est amené de loin, et le transport aggrave sa maladie. Quant au paysan, il n'appelle jamais le médecin que dans le danger, et il est peu en état alors de se rappeler et de raconter ce qui lui est arrivé avant qu'il fût obligé de s'aliter. Ce n'est, par conséquent, que parmi une seule classe d'hommes qu'on peut s'assurer du commencement de la fièvre par l'intermittence, tandis que la gravité du sujet exige une règle plus générale.

Indices pour l'administration du quinquina.

Quel indice aurons-nous donc pour administrer le quinquina avec précision, l'éviter là où il est inutile, et l'employer là où il est réellement un remède héroïque ? Je crois qu'on peut reconnaître le moment de son admission aux deux caractères suivans ; à la rémission et à l'exacerbation très-marquée de la fièvre, et aux symptômes de faiblesse qui dominent chez le malade.

Je m'explique. Quoique toutes les fièvres continues, que nous nommerons rémittentes obscures, aient une légère rémission le matin, c'est-à-dire, quoiqu'alors le malade soit un peu moins mal, il n'éprouve cependant pas ce mieux qui accompagne la rémission des fièvres vraiment périodiques; il n'y a pas ce relâchement général, cette douce transpiration, cette cessation de mal-aise qui annoncent que la fièvre est terminée : l'exacerbation n'est pas non plus ni aussi marquée, ni aussi distincte que dans les fièvres d'un vrai type périodique : la fin du paroxysme précédent se confond avec le commencement du paroxysme suivant, sans frissons : il n'y a que le médecin exercé qui connaisse l'arrivée du nouveau paroxysme, à la sécheresse augmentée de la langue, à un degré de plus de chaleur que ses doigts aperçoivent sur les bras du malade, avant même de les avoir touchés, et à une certaine allure que prend le visage, plus facile à reconnaître qu'à définir.

Au contraire, les rémissions des fièvres vraiment périodiques sont très-marquées; les fièvres proprement rémittentes en ont deux par jour, et les subintrantes trois. Quoique le malade ne soit pas tout-à-fait sans fièvre, parce que, quand le paroxysme est tout-à-fait fini, un nouveau commence, et qu'il n'y a entre l'un et l'autre qu'un instant imperceptible; cependant le malade éprouve un bien-aise très-marqué, le pouls est ouvert et ondoyant, et une douce moiteur, si ce n'est pas une sueur, se répand universellement sur tout le corps. Quant à la nouvelle exacerbation, le malade lui-même et les assistans en connaissent aussi bien l'approche que le médecin : le plus souvent, quand le frisson n'est pas général, il se fait du moins sentir aux jambes et à l'épine du dos, et si ce n'est pas un frisson marqué, c'est toujours un fourmillement et une inquiétude générale qui se font sentir à ces parties, et qui annoncent l'arrivée du paroxysme; la tête qui tout-à-l'heure était libre et légère, devient lourde et s'embarrasse; les sensations sont moins vives; enfin la chaleur s'avance à grands pas, avec le mal de tête, la rougeur et l'enflure du visage. Tout cela est très-distinct; et quand cela ne l'est pas, le médecin ne doit pas se hâter d'administrer le quinquina.

La faiblesse est le second caractère auquel le médecin reconnaîtra si la fièvre qu'il traite est de nature à céder au quinquina. La connaissance de la cause éloignée et de la cause prochaine de la maladie, lui servira beaucoup pour distinguer si la faiblesse est réelle ou si elle n'est que symptomatique, c'est-à-dire produite par la saburre des premières voies qu'il suffit de nettoyer pour détruire le symptôme. Il n'est pas douteux que toutes les fièvres, et même les intermittentes, n'aient des causes éloignées très-différentes, et qui toutes ne produisent pas la faiblesse; mais nous savons que les effluves marécageux, les émanations des corps animaux ou végétaux en dissolution, les miasmes qui s'exhalent de l'homme attaqué de certaines maladies, agissent de suite en détruisant le ton de la fibre animale, comme le font les gaz non respirables. Toutes les fois donc que nous présumons que le fébricitant a été exposé à l'action de l'une de ces causes, on peut considérer l'affaissement où se trouve en lui la puissance motrice et sentante comme une faiblesse réelle, et non symptomatique, qu'il faut tâcher de combattre particulièrement par tous les moyens que nous connaissons lui être opposés, quelque soit même le type sous lequel elle se présente; et c'est alors que le quinquina, comme le tonique par excellence, devient un remède divin, qui ne peut être suppléé par aucun autre, et dont il serait barbare de se passer. Il n'en est pas de même quand la fièvre ne reconnaît pas pour cause un principe affaiblissant.

Car le médecin n'agit qu'à tâtons, et d'une manière je dirais indigne de la médecine rationelle, quand il oppose cette écorce au paroxysme fébrile, simplement parce qu'il est périodique : il manque souvent son but, parce que l'expérience a prouvé que le kina n'est pas nécessairement l'antidote du période, mais qu'il l'est seulement de quelques causes prochaines du période; il réussit toujours au contraire, et il agit avec clarté, quand il oppose ce tonique à la faiblesse qui se trouve la cause prochaine de la fièvre.

Tels sont, à mon avis, les indices les plus sûrs pour servir de guide au médecin dans l'administration du quinquina, dans toutes les saisons, dans tous les pays, et dans les diverses constitutions fébriles.

---

# SIXIÈME MÉMOIRE.

## *Sur une cause très-fréquente des diarrhées chroniques parmi les militaires.*

De la diarrhée en général.

Le traitement des diarrhées varie suivant la cause qui les produit : quand elles sont essentielles, on a presque toujours l'espoir de les guérir en leur appliquant la méthode qui leur convient. Est-ce la saburre des premières voies qui produit la diarrhée ? les évacuans de tout genre la font cesser en emportant la cause qui l'entretenait ; ainsi se guérissent très-heureusement les diarrhées bilieuses d'été et d'automne. La suppression de la transpiration porte-t-elle aux intestins ? on la ramène à la peau par les sudorifiques : la poudre de *Dower* a alors des succès. Y a-t-il un principe inflammatoire dans tout le systême, et particulièrement dans le bas-ventre ? les saignées et les délayans en terminent les symptômes ; les astringens remédient à l'atonie du tube intestinal ; l'opium et les vésicatoires font cesser l'irritation, l'un en agissant localement, les autres en la transportant ailleurs ; des lavemens adoucissans, visqueux, remplacent le mucilage animal et la tendre peau qui auraient pu être enlevés dans des selles âcres et fréquentes, et remédient même à de petits ulcères, surtout si on y joint le jaune d'œuf et la térébenthine, que le lavement soit peu volumineux, et que le malade le conserve longtemps. Tous ces succès et autres que chaque médecin peut se vanter d'avoir eu, prouvent l'excellence de la médecine rationelle sur l'empirisme, en même-temps qu'ils attestent que le mal était à la portée des secours de l'art. Mais combien grande est notre douleur, lorsque nous avons à traiter de ces diarrhées dont la cause opiniâtre est hors du tube intestinal, pour lesquelles nous employons en vain et les toniques et les relâchans, les astringens et les délayans, les calmans et les évacuans, et dans lesquelles, après avoir gémi de l'impuissance de l'art, il ne nous reste qu'à soutenir les forces du malade, et à lui dissimuler à chaque instant les dangers de sa position! dans lesquelles, après en avoir reconnu la véritable cause par tous les moyens que suggère l'art, le médecin lui-même est encore plus attristé que quand il l'ignorait, parce qu'il n'espère plus rien, et parce qu'il ne lui reste que la triste consolation d'être en paix avec sa conscience sur les diligences qu'il devait faire pour s'acquitter de son ministère!

Diarrhée symptomatique.

La diarrhée dont je vais parler ici, et que l'on verra bientôt être purement symptomatique, a plus fait périr de jeunes militaires que toute autre maladie, et elle est d'autant plus désastreuse que le soldat en porte le germe bien longtemps avant d'aller à l'hôpital, bien longtemps même avant qu'il se croie malade. L'affection du viscère principal, dont elle est le symptôme, est si cachée qu'on ne la soupçonnerait pas : aussi nul auteur n'en a parlé jusqu'ici ; et si je suis parvenu à la découvrir, ce n'est que par suite de mon habitude de faire ouvrir tous les corps des individus dont les maladies m'ont présenté quelque chose de rebelle. C'est donc au hasard que je dois une découverte à laquelle je n'attache d'autre prix que celui de pouvoir proposer à la fin de ce mémoire quelques moyens préservatifs. Voici ce qui y a donné lieu.

Pendant et après le siège de Toulon, faisant le service de l'hôpital militaire de Marseille, il arriva dans cet hôpital plusieurs jeunes gens qui ne se plaignaient que d'une diarrhée opiniâtre sans fièvre, avec beaucoup de faiblesse. Occupé par la multiplicité des malades, et surtout par la fièvre d'hôpital qui regnait alors, je fis d'abord peu d'attention aux diarrhées que je regardais comme maladies intercurrentes ; mais la mort de deux volontaires de dix-neuf ans, arrivée inopinément, à la suite de la diarrhée seule, et sans des symptômes fort graves, me mit en considération, et m'engagea à rechercher, par l'ouverture des cadavres, quelle avait pu être la cause d'un événement aussi imprévu.

Ouverture de cadavres.

Je portai d'abord mes vues dans le bas-ventre, et je mis à découvert toute la face interne du tube intestinal, depuis le ventricule jusqu'à l'anus. Je n'y observai rien d'extraornaire, excepté quelques points d'inflammation dans le rectum, depuis sa courbure jusqu'à l'anus, et excepté quelques glandes du mésentère engorgées : dérangemens qui ne me parurent cependant pas pouvoir être l'unique cause d'une diarrhée aussi opiniâtre et aussi funeste. Les autres viscères de cette région étaient sains.

On procéda ensuite à l'ouverture de la poitrine : la face antérieure des poumons, la plèvre et ses productions étaient dans l'état naturel; mais quel fut mon étonnement quand, ayant porté ma main dans la partie postérieure du thorax, pour en détacher les poumons, je trouvai la plèvre qui recouvre cette face ne formant qu'une même masse avec les poumons, depuis la première côte jusqu'au diaphragme, qui était aussi lui-même adhérent avec la partie postero-inférieure de ces viscères! Je dis masse, car cette membrane, ses productions et les intervalles qu'elles laissent, s'étaient changés en une substance épaisse et cartilagineuse, produit vraisemblablement de la matière albumineuse épanchée et endurcie. En disséquant cette masse informe, nous y trouvâmes intérieurement des points de véritable suppuration, sans aboutissant et sans odeur quelconque. L'ayant détachée, non sans peine, du parenchyme pulmonaire, nous trouvâmes ce parenchyme d'un rouge livide, gorgé de sang comme une éponge, jusqu'à l'épaisseur de deux travers de doigts. Je coupai cette partie sanguinolente, et je n'y trouvai ni pus ni trace de vaisseaux. Après cette couche en venait une autre entièrement opposée; là le parenchyme pulmonaire était blanchâtre, endurci et glanduleux; on y observait les vaisseaux sanguins et aériens, blancs, d'une consistance cartilagineuse, entremêlés de petits kistes orbes, remplis d'un pus blanchâtre et sans odeur. Je coupai cette tranche qui était aussi de l'épaisseur de deux travers de doigts, et en la pressant il en découlait du vrai pus. Il n'y avait d'ailleurs aucun foyer principal de suppuration. Le reste du poumon, de derrière en avant, était absolument sain.

Caractères de cette diarrhée.

Je m'attachai pour lors à rectifier mon erreur, à rappeler à ma mémoire les symptômes que ces deux volontaires avaient présentés, et à les comparer avec ceux qui se manifestaient chez d'autres malades du même âge, attaqués pareillement de la diarrhée. En effet, je m'aperçus bientôt que ces malades avaient des caractères à eux propres, et étrangers à la diarrhée ordinaire; ils étaient tristes et mélaucoliques, maigres et pâles, leur peau imperspirable et chagrinée. Pendant les quinze premiers jours de leur arrivée à l'hôpital, ils demandaient encore à manger, et ils se levaient durant le jour; mais bientôt ils ne quittaient plus le lit, ne demandant rien, ne se plaignant de rien, et laissant aller sous eux par suite du plus grand abandon et de la plus grande insouciance.

Il arrivait par fois qu'ils se plaignaient d'une légère toux et de sécheresse au gosier : un julep adoucissant dissipait le mal.

La respiration n'était pas gênée; la langue était quelquefois blanchâtre, mais plus ordinairement elle était belle. Le malade était sensible au froid, mais il ne ressentait aucun frisson, aucune douleur décidée à la poitrine. Les selles étaient muqueuses, fort petites, et avec une très-mauvaise odeur, particulièrement dans les derniers jours.

Le pouls n'était pas fréquent ; il était, au contraire, petit et lent jusqu'aux quinze derniers jours de la vie, où il acquérait un peu de fréquence, et alors c'en était fait du malade. Ainsi allaient les choses jusqu'au soixantième et quelquefois soixante-dixième jour de l'entrée à l'hôpital, époque où ces malades cessaient paisiblement de vivre, souvent en dormant et sans agonie.

Autre ouverture de cadavres.

*Bertrand*, âgé d'environ vingt-trois à vingt-quatre ans, d'une constitution maigre, sèche et bilieuse, avec visage pâle et tacheté, vint à l'hôpital, en nivôse, pour se faire traiter d'une légère fièvre saburrale accompagnée de diarrhée. La diète, les boissons et quelques légers évacuans, firent bientôt disparaître la fièvre, au point que Bertrand se levait, se promenait, et mangeait déja la demi-portion avec appétit, demandant, à chaque visite, les trois quarts, que je refusais à cause de la diarrhée qui lui restait. Au bout de quelques jours de ce régime, Bertrand devint mélancolique, et cherchait le repos. Bientôt il ne se leva plus du lit, et ne se soucia plus de manger. Le cinquantième jour de son entrée à l'hôpital, il survint une légère fréquence au pouls, avec une petite toux sèche qui ne revenait qu'à de longs intervalles ; ce qui faisait que le malade ne s'en plaignait pas. Le soixante-cinquième jour la fièvre augmenta un peu; il survint des bouffisures au visage et aux bras; enfin le soixante-dixième Bertrand mourut paisiblement, avec un peu de râle.

A l'ouverture du cadavre, nous trouvâmes en bon état les viscères contenus dans le ventre inférieur, c'est-à-dire, depuis le *mésocolon ;* mais au ventre supérieur, le foie était très-gros, adhérent par sa partie supérieure avec le diaphragme, et par son antérieure latérale droite avec les fausses côtes. Ayant disséqué ces adhérences, nous découvrîmes un foyer de suppuration qui avait déja consumé le tissu cellulaire et le péritoine, et qui se portait à deux lignes de profondeur dans la substance du foie; plus avant, ce viscère était dans l'état naturel, ainsi que la vésicule du fiel, la rate et le pancréas.

L'intérieur de la poitrine offrait des adhérences fermes et cartilagineuses de la plèvre avec les côtes, le diaphragme et les poumons, dans la partie postérieure et latérale de ces deux viscères ; et leur face postérieure était gorgée de sang, en partie gangrenée, et elle offrait tous les accidens dont il a été question dans les ouvertures précédentes.

Tels sont les accidens que j'ai observés constamment dans les cadavres des jeunes soldats morts de la diarrhée, et qui avaient présenté les caractères plus ou moins les mêmes que ceux que nous avons décrits ; car quelques-uns sont morts sans bouffissure, d'autres avec la bouffissure du visage et des extrémités : un très-grand nombre perd entièrement l'appétit quelques jours avant de mourir ; quelques-uns, au contraire, demandent encore des alimens le jour même de la mort : mais ce qu'il y a de constant, c'est la sécheresse de la peau, une légère toux, avec un petit mal au gosier, qui paraissent de temps en temps, et la fréquence du pouls, sans raison, sur la fin de la maladie. Ces choses ont été observées sur plusieurs cadavres, non-seulement à Marseille, mais encore dans tous les hôpitaux d'armée où j'ai servi, en France et en Italie : encore tout récemment, 20 nivôse an 8, je les ai observées dans le cadavre d'un soldat romain nommé *Vertici*, mort de cette maladie à l'hôpital militaire d'Aix dont je faisais provisoirement le service, et dans lequel se sont trouvés plusieurs individus attaqués du même mal, qui ont péri.

De sorte qu'indépendamment de la diarrhée dont j'ai parlé au second mémoire, qui a eu pour cause première l'inflammation du bas-ventre négligée, et qu'on peut plus proprement appeler lienterie, indépendamment de celle qui a lieu à la suite des obstructions invétérées, et qui tient à l'engorgement du système lymphatique du foie et des parties voisines, diarrhée symptomatique, incurable comme la première; les soldats sont encore exposés à un autre genre de diarrhée non moins funeste, qui est le symptôme de la destruction lente et imperceptible des organes de la respiration : ainsi le démontre une série constante de faits irrévocables et d'ouvertures de cadavres, sur lesquelles nous dirons avec Morgagni (epist. ad Jacob. Trew): *Aut si qua supersit dubitatio, per id tolletur vel plurimum infirmabitur, si plura cadavera, post eumdem videlicet morbum denatorum, examinata, inter se comparentur, et quod præter naturam in omnibus similiter fuerit, id pro causa morbi; quod autem in aliis aliter, id vero pro morbi effectu habeatur.*

Maladie pneumonique nouvelle.

Nous disons destruction lente et imperceptible, parce qu'il est absolument hors de vraisemblance qu'un état des poumons tel que nous l'avons trouvé, n'ait eu lieu que depuis le peu de temps que se manifestaient quelques symptômes de pyrexie; il y a, au contraire, tout lieu de présumer que ce que nous avons vu était le maximum de cette destruction, dont le principe existait depuis longtemps, sans donner des signes sensibles et ordinaires de pyrexie. Le fait suivant, où la nature a pour ainsi dire été prise sur le fait, me semble en fournir une preuve incontestable.

Autre ouverture de cadavre.

*Gujet*, âgé de 24 à 25 ans, entra à l'hôpital de Marseille, pour se reposer, disait-il : il ne se plaignait que de mal-aise, et il était absolument sans fièvre ; mais il allait régulièrement en diarrhée trois à quatre fois par jour. De temps en temps il avait une petite toux, sans crachats, qui cédait aisément aux juleps. Il demandait sans cesse à manger, quoiqu'il fût d'abord rassasié ; c'est pourquoi je lui avais accordé le quart de la portion. A part que je ne pouvais le faire promener, cet homme ne présentait d'autre symptôme grave, que le dépérissement et la langueur.

Un jour, après avoir mangé, il lui prit de violentes coliques ; il tomba en convulsions, et mourut subitement le trentième jour de son entrée à l'hôpital.

Je l'avais déja jugé attaqué de la maladie qui nous occupe ici ; mais, n'ayant encore observé aucune augmentation de fréquence dans le pouls, je ne m'attendais pas à une mort si prompte. Le cadavre fut donc ouvert en présence de tous les élèves.

Je recherchai d'abord dans le bas-ventre la

cause des convulsions : le foie, la rate, l'estomac et le duodenum étaient dans l'état naturel ; mais étant parvenu à l'iléon, et l'ayant développé, nous y trouvâmes quatre *volvulus* bien formés, à la distance de 8 à 10 doigts l'un de l'autre. Dans chacun de ces *volvulus*, la partie inférieure de l'intestin était rentrée dans la supérieure, de la hauteur de quatre doigts ; du reste, les intestins étaient sans aucune trace d'inflammation.

Après avoir vu dans l'abdomen cette cause de mort inévitable, nous examinâmes les viscères de la poitrine. La face antérieure des poumons était saine, mais postérieurement la plèvre était adhérente comme nous l'avons dit ci-dessus, et cette face des poumons était gorgée d'un sang noirâtre, avec déja quelques points gangreneux, de sorte que si ce malade n'avait pas succombé au volvulus, il aurait sûrement été la victime, dans quelque temps, de l'affection pneumonique.

Voilà une maladie des poumons qui fait des progrès rapides, sans produire ni douleur, ni fièvre, ni crachats, excepté quand elle est proche de sa terminaison funeste. Comment la définirons-nous, et quelles sont les causes qui lui donnent naissance ?

Je l'avais définie d'abord, une inflammation lente, du genre des érithèmes ; mais, ayant plus mûrement observé que la partie affectée est pour ainsi dire désorganisée, et sans aucune trace de vaisseaux ; qu'il ne pourrait d'ailleurs y avoir d'inflammation, quelque lente qu'elle fût, dans une partie aussi vasculeuse que les poumons sans produire de la fièvre. J'ai changé d'avis, et j'ai fini par considérer cette maladie comme la terminaison d'un état inflammatoire du systême qui a existé pour un temps dans des circonstances données, et qui a produit un épanchement de sang dans les poumons, avec séparation de la partie albumineuse qui a transudé et formé les adhérences, d'avec la partie cruoreuse qui est restée dans le parenchyme pulmonaire. J'appellerai donc volontiers cette maladie, échymose du poumon.

Causes de l'affection pneumonique.

Les causes que nous présumons lui avoir donné naissance, servent d'explication à cette théorie. En effet, nous avons toujours vu cette maladie n'attaquer que les jeunes soldats d'infanterie de dix-huit à trente-cinq ans : or, on sait qu'à cette époque de la vie, il y a un état de pléthore et d'irritation dans les organes pulmonaires ; si cet état est encore favorisé par les circonstances capables de le faire naître dans tous les temps, on sent qu'il sera encore plus prononcé et qu'il deviendra maladif. Il est pareillement connu que dans tous les cas d'augmentation d'action du systême artériel, il se fait dans le sang une séparation de ses principes, et une transudation de la partie albumineuse.

En considérant que ces jeunes gens non totalement développés, et peu faits à la fatigue, sont obligés de porter sur le dos leur sac et leurs armes, dé coucher au bivouac et sur la terre nue, souvent humide, d'être exposés à toutes les intempéries de l'air, d'user de liqueurs fortes quand l'occasion s'en présente; nous trouvons dans tous ces accidens de la nécessité une cause suffisante pour produire, dans les plus faibles, d'abord une légère inflammation, un rhume qu'on néglige, puis l'échymose du poumon. *Baldinger* a observé que les soldats allemands qu'on passe par les verges, deviennent facilement phthisiques ; n'y a-t-il pas une grande analogie d'action entre la cause que je suppose et celle qui est citée par *Baldinger?*

Quant à la diarrhée, si nous ne considérons que les faits de pratique, ce symptôme ne nous paraîtra pas étonnant, puisqu'il accompagne toutes les maladies graves de poitrine, et qu'il est toujours un indice d'une terminaison funeste. Il est plus difficile d'expliquer comment la diarrhée existe sans vice local, et par l'affection d'un viscère si éloigné. Dans les cas ordinaires, comme dans les cas de vomique, les médecins l'expliquent par l'absorption du pus qu'ils prétendent être transporté dans les intestins; ici cette raison n'existe pas : la partie cruoreuse épanchée dans le parenchyme du poumon, y séjourne sans passer à l'état de pus, ce n'est que dans l'intérieur de la substance albumineuse solide qu'on observe des points de suppuration ; ce qui est conforme aux expériences de *Gaber* et de *Pringle*, qui ont démontré que le cruor n'est pas propre à la fermentation purulente. Mais ces petits foyers n'ont point d'issue, la partie est inorganique et dépourvue de vaisseaux ; on ne peut donc attribuer la diarrhée à l'absorption du pus, qui d'ailleurs est en trop petite quantité.

Ce qui produit la diarrhée.

On peut l'expliquer par le consensus qui existe entre les poumons et la peau, la peau et les intestins ; la communauté de nerfs, de vaisseaux, du tissu cellulaire, explique sans doute plusieurs anomalies, et particulièrement cette sécheresse qu'on observe sur la peau devenue imperspirable, et qui doit transporter beaucoup de sérosité dans les intestins ; mais ce consensus, quoique réel, est si obscur, que les explications qu'on en tire ne satisfont pas entièrement. Il est deux faits sur lesquels nous allons hasarder de dire notre avis, et dont il nous paraît qu'on pourrait tirer parti pour expliquer cette communion d'affections des poumons et des intestins, lesquelles méritent toute l'attention du médecin physicien.

Le premier est ce dégagement prodigieux de *carbone* qui se fait à chaque expiration ; le second est la grande quantité de ce même *carbone* qui existe dans les excrémens : de sorte qu'il paraîtrait que les poumons et les intestins sont les émonctoires principaux par lesquels le sang se dégage de son excès de *carbone*. Nouveau *consensus* entre ces organes, dont nous devons la connaissance positive aux progrès de la physique actuelle! On peut donc présumer que l'un de ces organes remplace l'autre, comme tous les organes se remplacent dans leurs fonctions secondaires, et qu'une partie du poumon étant détruite, le *carbone* qu'elle ne peut pas exhaler passe dans les intestins, y agit par l'irritation qu'il produit, et cause la diarrhée. Ce symptôme va en augmentant, à mesure qu'une plus grande portion de poumon est privée de ses fonctions, et ainsi successivement. Il se pourrait même que toutes les diarrhées qui accompagnent les vices des organes de la respiration, eussent les mêmes principes, car elles ont souvent lieu quoiqu'il n'y ait pas de suppuration ; et dans ce qu'on nomme diarrhée colliquative qui termine les phthisies, cet accident n'arrive qu'à la fin, quoique la suppuration date de loin, au lieu qu'il devrait avoir lieu plutôt s'il ne tenait qu'à l'absorption du pus. Ne semblerait-il pas, au contraire, qu'alors la diarrhée n'arrive que parce qu'il y a une très-grande destruction de l'organe excrétoire du *carbone?*

Mais mon intention n'est pas d'exposer ici une théorie; je ne le fais qu'en passant, parce que le sujet excite la curiosité. Mon seul but a été de mettre sous les yeux du public deux faits pathologiques incontestables, l'infiltration cruoreuse et insensible du parenchyme des poumons, et la diarrhée cruelle qui en est le symptôme, et qu'il n'est pas surprenant qu'on ne puisse pas guérir, puisque sa cause est dans un point inaccessible aux secours de l'art. Je laisse donc bien volontiers à tout autre le soin de donner de meilleures définitions et explications de ces accidens, lesquelles seront toujours préférables aux miennes, si elles sont de quelqu'utilité dans la pratique.

Causes de la mort.

Qu'est-ce qui décide enfin la mort de ces malades? Quelques-uns sur la fin de leurs jours deviennent bouffis, et présentent quelques symptômes d'hydro-thorax ; ainsi le cadavre de *Vertici*, le dernier que j'ai ouvert, a présenté une assez grande quantité d'eau dans la poitrine; mais cela est plus rare, et il est plus commun de voir que ce n'est ni la fièvre ni la difficulté de respirer qui donnent la mort aux malades: car, quant à la partie saine des poumons, il en reste toujours assez pour suffire à la respiration, si on considère, d'après les ouvertures de cadavres de phthisiques, combien peu il en faut pour entretenir cette fonction. On peut croire, au contraire, que l'extrême faiblesse qui prélude la mort, dépend d'un commencement de sphacèle dont la matière affaisse le sensorium, et l'éteint tout-à-fait quand la putridité est à son comble; ainsi ils meurent paisiblement, comme si le sommeil était l'effet d'un sédatif.

Traitement.

Il eût été plus particulièrement à desirer qu'en découvrant la cause de cette diarrhée, on eût trouvé également une méthode curative efficace; mais on ne sent que trop le néant des ressources qui restent au médecin quand l'engorgement pulmonaire est formé. Quand la maladie est très-récente, on a quelqu'espoir dans le régime anti-phlogistique. Il m'est arrivé trois ou quatre cas dans lesquels il m'avait paru que la maladie ne faisait que commencer, et où j'ai employé la saignée, même répétée, avec quelque soulagement pour le malade: le sang a toujours été couenneux, ce qui m'indiquait que la diathèse inflammatoire subsistait encore. Après la saignée, j'ai fait couvrir le dos de larges vésicatoires pour tenter la résolution, et je les ai fait successivement répéter jusqu'à cinq à six fois; ce qui, joint à un régime convenable, m'a paru réussir tellement, que les malades sont sortis de l'hôpital n'allant plus qu'une fois par jour en diarrhée ; mais ces moyens ont échoué dans le plus grand nombre. Il n'est alors aucune sorte de méthode que je n'aie mise en avant, mais en vain. L'opium est le seul remède qui ait donné plus de calme, et dont on ne peut se passer pour procurer quelques bonnes nuits aux malades. Malheureusement ses effets sont fugaces; et, soit que les intestins s'y habituent, soit qu'il augmente le mal par la faiblesse et l'atonie dont est suivi l'usage qu'on en fait, il faut chaque jour en augmenter les doses, et enfin on est obligé de s'en passer, parce qu'il ne rend plus aucun service. Dans cette extrémité, il ne reste plus de ressource que dans les analeptiques pour soutenir les forces du malade, et dans quelques remèdes insignifians pour lui conserver l'espérance, et ne pas lui faire croire qu'on l'abandonne.

Méthode préservative.

Mais si la découverte de cette cause de diarrhée n'offre pas de grands avantages pour la guérison de ceux qui en sont attaqués, elle nous indique du moins les moyens qu'il conviendrait de prendre pour la prévenir. Il est vrai que les temps de guerre ne nous permettent de choisir ni l'âge du soldat, ni les lieux, ni les saisons, ni le genre de vie qui conviennent le plus à la salubrité ; néanmoins il me paraît que, sans augmenter les dépenses et sans gêner le service, on pourrait faire un peu plus d'attention à cet objet si essentiel, en obligeant les chirurgiens de bataillon qui, pour la plupart, ont été inutiles dans cette guerre, à veiller sans cesse sur la santé des troupes qui leur sont confiées. C'est surtout sous la tente et au bivouac que le soldat exige le plus d'attention. La paille sur laquelle il couche, quand il en a, est presque toujours mouillée, et la plupart du temps il couche sur la terre humide sans aucun choix. Que de maux n'en résulte-t-il pas pour des jeunes gens effervescens, non encore accoutumés à ces accidens qu'un peu de zèle pourrait prévenir ! Il suffirait, chaque matin, d'exposer la paille de chaque tente au soleil, de la remuer de temps en temps ; et quand on n'a pas de paille, d'indiquer pour dormir un lieu d'élection, le moins humide possible ; ou bien, si cela n'est pas praticable, de faire joncher le sol de branches d'arbres, comme cela se pratiquait autrefois. Mais on n'y prend plus aucune peine ; les gens de l'art, qu'on consultait autrefois pour l'établissement des camps, ne sont plus au milieu des soldats que pour la forme; aussi en a-t-on choisi un grand nombre parmi les prêtres, les moines, et les gens les plus étrangers à la science de conserver les hommes, dont on fait grande dépense, quoiqu'on ait l'air de ne pas s'en soucier. Je ne parlerai pas du boire, du manger, de la propreté, etc., ces choses étant déja usées; mais je répéterai après tous les observateurs que l'expérience a instruits, que le soldat étant de sa nature insouciant, et, comme les enfans, ennemi pour ainsi dire du lendemain, il doit être conduit comme eux dans ce qui regarde son intérêt: or, comme ses chefs ont d'ailleurs des occupations autres que celles qui regardent la salubrité, c'est aux chirurgiens de bataillon à remplir cette tâche précieuse, et à indiquer à toute heure au soldat, par des exemples sensibles, les choses qui nuisent et celles qui sont utiles.

Quand le soldat couche par terre, on doit lui suggérer d'éviter de se coucher sur le dos, comme j'ai vu que cela est très-commun parmi cette classe d'hommes. Je ne doute pas que la compression, jointe à l'action du froid et de l'humide appliqués sur les parties supérieures du tronc, ne détermine l'augmentation d'action dans les artères, et, par l'opposition formée au cours du sang veineux, un afflux plus considérable d'humeurs dans les poumons, d'où naissent les maladies de ce viscère.

Le jeune soldat qui commence sa carrière ne peut qu'être incommodé, dans les premiers jours de marche, de la charge de son sac et de ses armes, à laquelle il n'est pas accoutumé. Mais comme il ne peut l'éviter, on doit lui indiquer l'arrangement le plus favorable pour le port de son sac, car cela n'est pas indifférent; et il est tel poids qu'on porte aisément sans en être incommodé, et tel autre plus léger qui fatigue, parce qu'il n'est pas disposé suivant les parties du corps qui ont le plus de forces, et suivant les lois du levier et de l'équilibre. Un sac doit avoir deux courroies, dont les bouts sont attachés aux quatre coins; par là, il est directement appliqué sur les épaules, sans flotter: au contraire, j'en vois plusieurs dont les bouts de courroie n'aboutissent qu'à un seul point, ce qui fait que le sac n'est pas fixe sur le dos, et que ses mouvemens de bascule frappant continuellement sur deux points de derrière le dos, doivent favoriser insensiblement des congestions dans la poitrine. En second lieu, les courroies doivent être aussi courtes qu'il se peut. Par ce moyen, les épaules portent seules la charge, et l'on sait que les épaules sont la partie qui a le plus de force; au contraire, on est beaucoup plus vîte fatigué quand les courroies sont longues. Ce devrait être encore aux chirurgiens de bataillon à surveiller ces choses qui ne leur sont pas étrangères, puisqu'elles regardent la physique dont ils doivent être instruits.

Il ne serait pas non plus très-dispendieux aux parens dont les enfans partent pour l'armée, de leur donner deux corsets de flanelle qu'ils porteraient sur la peau. A la place de ces corsets, le gouvernement pourrait donner à chaque soldat une peau de mouton ou de tel autre animal, pour mettre sur les reins par dessous l'habit, toutes les fois qu'il faut coucher par terre. Je suis persuadé qu'on préviendrait, par cette petite dépense, plusieurs maladies de poitrine et douleurs de rhumatisme, qui sont les maladies les plus fréquentes et les plus meurtrières parmi les jeunes soldats.

Enfin, plusieurs maladies du soldat ne deviennent graves que parce qu'elles sont négligées dans le principe. Il faudrait qu'il y eût plusieurs jours fixés dans le mois, auxquels les chirurgiens fussent astreints à passer en revue les soldats de leur bataillon, pour voir ceux qui ont besoin de quelque secours, et administrer même les premiers remèdes à ceux que l'on envoie à l'hôpital ; au lieu que l'hôpital étant souvent très-éloigné, la maladie s'aggrave en route, tandis qu'une saignée, lorsqu'elle est indiquée, aurait amorti les premiers symptômes.

Je prends la saignée pour exemple, parce que tous les grands médecins qui ont écrit sur les maladies des armées nous avertissent qu'on ne doit pas en être avare quand le cas l'exige, parce que la pratique nous convainc que la diathèse inflammatoire domine le plus souvent dans ces maladies, et parce que je crains fort que la timidité ou les préjugés des jeunes praticiens ne leur fasse négliger cet avis de nos maîtres, au préjudice des malades, ainsi qu'il m'est arrivé il y a six ans, à l'hôpital d'Entrevaux, dans une dyssenterie devenue épidémique. Quelques considérations m'avaient détourné d'employer la saignée, et les malades mouraient. L'ouverture des cadavres m'ayant fait voir l'inflammation et la gangrène dans les viscères du bas-ventre, j'eus recours hardiment à ce moyen, et cette pratique fut suivie des plus heureux succès.

---

# SEPTIÈME MÉMOIRE.

## *Histoire de la fièvre épidémique de Nice pendant l'hiver de l'an 8, (ou de 1799 à 1800.)*

NICE et son territoire sont affligés, depuis le mois de vendémiaire, d'une maladie terrible, qui a déja moissonné plus du tiers des habitans de cette contrée. Ce fléau ne s'est même pas borné à l'endroit où il a commencé de se manifester; il s'est encore répandu dans la Rivière de Gènes, et dans les villes de Fréjus, Aix, Marseille, où il a atteint les personnes qui étaient disposées à recevoir son influence, d'une manière isolée cependant, par rapport à la plus grande dissémination des corps qui en portaient le germe, et parce que, peut-être, déja son activité avait été diminuée en route par la ventilation. Plus malheureuse fut la ville de Grenoble, qui, ayant réuni un plus grand nombre de corps contagiés, éprouva la maladie d'une manière assez étendue, moins grave cependant qu'à Nice, quoiqu'avec plusieurs caractères semblables, ainsi que nous l'apprenons du mémoire du C. Trousset, médecin et professeur à Grenoble.

Malheureusement la constitution de l'air qui a régné depuis le premier vendémiaire jusqu'en nivôse, doit avoir favorisé beaucoup la disposition aux maladies fébriles, puisqu'on a presque toujours eu les vents d'est, sud et sud-est ; ce qui rendait l'atmosphère chaude et humide, et ce qui portait un sentiment de langueur dans toutes les fonctions : or, dans ces temps où les humeurs du corps sont en expansion par un excès de calorique dont elles ne peuvent se dégager, parce que ce principe est déja en excès dans l'atmosphère, et parce que son état hygrométrique est peu favorable à la transpiration, il semble effectivement, suivant l'idée d'un moderne, que l'énergie du principe vital est plus faible, et que les fluides gazeux-animaux acquièrent plus de tendance à suivre les lois de leurs affinités ordinaires, d'où dépend la tendance à la putridité ou à la malignité des maladies.

A dire vrai, depuis les derniers jours de frimaire, le vent du nord commença à souffler, et les premiers froids s'annoncèrent : vers le 25 de ce mois, le mercure descendit, pendant trois à quatre jours, à 6 degrés sous la glace, et même en quelques endroits, comme à Aix, à 7 degrés $\frac{1}{2}$ : cependant les rigueurs de la maladie ne diminuèrent pas; mais déja alors il y avait un principe de contagion trop universellement répandu; et l'on sait que le froid ne diminue l'activité ni de la peste, ni de la petite vérole, ni de telle autre maladie épidémique; qu'au contraire, les miasmes contagieux conservent leur nature et leur manière d'agir dans toutes les saisons : seulement les maladies prennent un caractère assez analogue à l'état de température de l'air, et c'est aussi ce qui est arrivé dans notre maladie actuelle.

Je n'ai pas vu la maladie à Nice même, les circonstances ne m'ayant pas encore permis cette année d'y aller recommencer mes cours; mais, les hôpitaux de Nice ayant été évacués successivement sur Marseille et Aix, et ayant été requis d'aller exercer mes fonctions dans l'hôpital militaire établi dans cette dernière ville, ce que j'ai fait depuis le 25 brumaire jusqu'au 10 pluviôse, où un médecin d'armée m'a relevé, j'ai été à même de faire de nombreuses observations relatives à cette fièvre épidémique, auxquelles je joins le résultat de la correspondance d'un officier de santé de Nice *, digne de mon estime et de ma confiance, et les observations de mon beau-père,

* Le C. *Bernardin Clericy.*

à

à Marseille, parmi un grand nombre de malades affectés de cette maladie. En considérant en outre que l'histoire de la fièvre de Grenoble, publiée par le C. Trousset, se trouve très-ressemblante dans les points principaux avec ce que j'ai vu à Aix, ce qu'on m'a écrit de Nice, et ce que mon beau-père a observé, il en résulte que cette fièvre se trouvant parfaitement la même partout, la relation présente de cette épidémie sera toujours utile, quoiqu'elle ne vienne pas directement de Nice, surtout quant à la recherche des causes qui l'ont produite, et des moyens qu'on doit mettre en usage pour s'en garantir ou la prévenir une autre fois.

## ARTICLE PREMIER.

### *Description sommaire et générale de la maladie.*

Dès les premiers temps de l'épidémie, cette fièvre a été accompagnée de tous les caractères connus de malignité. Elle s'annonçait par des maux de tête, des envies de vomir, un pouls petit, précipité et concentré; la plupart des malades avaient des frissons le long du dos et entre les épaules, suivis de bouffées de chaleur auxquelles succédaient de nouveaux frissons. Au septième jour, la langue devenait sèche, ensuite noire; au neuvième ou environ, il se présentait une expulsion pourprée, pétéchiale, miliaire, puncticulaire ou de telle autre nature, suivant la constitution des sujets; la tête se prenait, plusieurs même déliraient beaucoup plus vîte : entre le 8.e et le 12.e jour, il survenait à plusieurs des hémorrhagies du nez très-abondantes; le tremblement, la faiblesse extrême, des sueurs, le *subsultus tendinum*, suivaient de près le délire, et les malades mouraient le treizième, dix-septième, vingt-troisième, et même le vingt-huitième jour de la maladie.

Telle fut, en général, la marche de cette maladie, jusqu'environ le 25 brumaire; jusqu'alors, on ne perdait pas le quart de ceux qui en étaient atteints. Depuis le 25 brumaire jusqu'au 10 ou 12 frimaire, il parut que l'épidémie s'était appaisée; mais à cette dernière époque, elle recommença avec plus de fureur, et devint beaucoup plus forte. Jusqu'alors, elle s'était bornée à la ville de Nice seulement; depuis, elle se répandit dans les cantons du département. L'*Escarena*, *Sospello*, *Broglio*, qui étaient encombrés par la troupe, s'en trouvaient infectés; à *Broglio* surtout, m'écrivait-on le 27 frimaire, la moitié des habitans était au lit.

Seulement le temps s'étant rafraîchi, les

préludes de la maladie prirent un caractère différent, et s'approchèrent du type inflammatoire, ce qui était au moins beaucoup plus consolant pour le malade que le début de malignité qui avait précédé. La fièvre se déclarait alors par une fièvre catarrhale, quelquefois très-légère au premier abord, avec un mal de gorge, léger dans quelques-uns, insupportable dans d'autres, ou avec l'apparence de pleuresie, péripneumonie, toux, ou douleurs dans les articulations, etc.; mais au cinquième ou septième jour, ce type dépendant de la saison, cédait bientôt au caractère dominant de l'épidémie : la langue devenait sèche comme de la morue, noire, jaune, et suivait tous les autres symptômes décrits précédemment.

Ainsi, on avait desiré avidement que les vents froids succédassent aux vents chauds : un sentiment intime faisait pressentir que le froid terminerait la maladie; cette espérance fut déchue, car la mortalité alla en augmentant; seulement on observa que durant les vents *est* et *sud*, les malades étaient très-faibles et périssaient quelquefois en quatre jours, au lieu que durant les vents de *nord*, *nord-est* et *nord-ouest*, la maladie parcourait jusqu'au treizième, quatorzième jour et plus.

Il y a eu de remarquable dans le choix que la maladie a fait de ses victimes, que ce sont particulièrement les pères de famille de vingt-cinq à quarante-cinq ans qui y ont succombé; que les filles, les femmes et les jeunes gens qui n'avaient pas encore atteint l'âge de vingt ans, en ont été fort peu attaqués, et guérissaient généralement. D'environ trois cents personnes qui ont déja été enlevées, m'écrivait-on de Nice le premier frimaire, on ne compte que cinq ou six femmes.* Le C. *Trousset* nous apprend qu'on a eu les mêmes résultats à Grenoble. « Ce sont particulièrement « les hommes à poitrine large, dit-il, qui ont « été plus exposés que les autres. » ** En outre, à Nice, les pauvres se sont plus aisément tirés d'affaire que les personnes aisées : phénomène dont la théorie que nous proposerons bientôt donnera facilement la solution.

## ART. II.

### *Symptômes principaux, constans et caractéristiques.*

J'ai décrit le sommaire de la maladie; mais il faut convenir qu'elle a singulièrement varié, suivant les constitutions individuelles. De

---

* J'apprends pourtant, ce 25 pluviose, qu'il est mort plusieurs femmes, mais en nombre sans comparaison plus petit que d'hommes.

** Hist. de la fièvre de Grenoble, pag. 7.

tant de symptômes, les uns n'étant que purement accidentels, ne sauraient guider le praticien pour reconnaître avec quel mal il a à combattre : je me suis donc attaché à rechercher quels étaient les symptômes constans sur lesquels on pouvait fonder un diagnostic, et je ne me suis pas fié à moi seul en cela.

Le pourpre, les pétéchies, les miliaires, se sont manifestées dans un très-grand nombre d'individus ; mais elles n'ont pas fourni un caractère principal, puisque plus d'un, soit parmi ceux qui sont morts, soit parmi ceux qui sont guéris, n'en ont pas été atteints.

Les vers ont été fort communs dans cette maladie : on en rendait dès les premiers temps, de morts et de vivans, de pâles et de rouges, soit par les selles, soit par le vomissement ; mais quelques-uns de mes malades n'en ont pas rendu.

La plupart des malades suaient dès les premiers jours, et ces sueurs étaient symptomatiques ; cependant elles n'ont pas été générales.

Quelques malades ont été affectés dès le commencement de rétention d'urine : en général, les intestins étaient paresseux.

Mais ce qui a été le caractère principal de l'épidémie, ce qui a été constant dès son principe, c'est la douleur de tête et le délire plus ou moins obscur, les vertiges, les défaillances, même dès les premiers jours qu'on tombaît malade : dans quelques-uns même l'affaissement, le coma, la léthargie s'annoncèrent dès les commencemens.

Les frissons dans le dos, entre les épaules, entre cuir et chair, ont aussi été constans.

Depuis la seconde période de la maladie, la toux et l'esquinancie plus ou moins légères se sont aussi montrées constamment.

Pareillement les plaies des vésicatoires étaient assez constamment blafardes, et quelquefois gangreneuses.

J'ai observé dans plusieurs de mes malades un caractère marqué de rémittence, dans les deux à trois premiers jours de la fièvre, mais elle devenait très-rapidement subintrante *.

---

* Au moment où ce mémoire est à l'impression, je reçois une lettre consultative de *Guillestre*, département des Hautes-Alpes, en date du 16 ventôse, par laquelle j'apprends que la même maladie fait les plus grands ravages dans les hauteurs des départemens des Hautes et Basses-Alpes. « Cette maladie, « m'écrit-on, se manifeste, 1.° par un grand mal « de tête, des jambes, cuisses et reins; 2.° beaucoup « de fièvre; 3.° après deux ou trois jours, le malade « se trouve couvert de pourpre, qui disparaît quel- « quefois pour retourner paraître un ou deux jours « après; 4.° le sixième ou le septième jour, le ma- « lade tombe dans la léthargie et le délire; 5.° il y « a eu des malades qui ont perdu beaucoup de sang

## ART. III.

### *Crises.*

Ni le pourpre, ni les pétéchies, ni les miliaires, n'ont certainement pas été critiques. Vaine a été la précaution de ceux qui faisaient leurs efforts pour ne pas les laisser rentrer, car les malades mouraient avec ces exanthêmes qui avaient conservé leur forme, leur étendue et leur couleur, sans devenir livides.

Les sueurs qui ont paru dès les premiers jours n'ont été que symptomatiques, et à pure perte pour le malade; mais quand elles paraissaient après le huitième jour, elles étaient

---

« par le nez ou par la bouche, et ce sont, pour ainsi « dire, les seuls qui se soient rétablis, en ne faisant « usage que d'eau; 6.° il y a des malades qui ont « rendu une grande quantité de vers, tant par le haut « que par le bas; 7.° il arrive très-souvent que cette « maladie se porte si fort à la gorge, que rien ne « peut plus passer; 8.° à Briançon, on a fait l'ou- « verture de quelques cadavres, et l'on a trouvé seu- « lement un engorgement dans les entrailles.

« Les officiers de santé ont traité les malades en « leur donnant le tartre émétique, et un jour après « une médecine douce. Ils font prendre des lave- « mens soir et matin, et font boire de l'eau d'orge « ou de la limonade; le sixième ou septième jour,

critiques. Plusieurs de mes malades ont guéri ainsi.

Plusieurs ont eu, dès les premiers jours, une hémorrhagie considérable du nez; mais elle n'était que symptomatique, et ils péris-

---

« quand le délire est formé, ils appliquent des vé-
« sicatoires aux jambes, ce qui n'empêche pas que
« les malades meurent. Ceux qui ont été visités par
« les officiers de santé, sont presque tous morts;
« ceux qui ont échappé prennent du petit lait à leur
« convalescence, dont ils se trouvent bien. Ceux qu'on
« a saignés sont presque tous morts. De deux chirur-
« giens que nous avions, l'un est mort, et l'autre est
« dans un état désespéré. Nous sommes à la veille
« de n'avoir aucun secours ici. »

Cette description qui a été faite par un homme de beaucoup de sens, mais qui n'est pas de l'art, prouve suffisamment l'identité de la maladie avec celle de Nice, ainsi que la réalité des causes que je lui ai assignées. Nouveaux motifs pour solliciter le gouvernement à tourner des regards paternels vers tant de malheurs. L'auteur de la lettre parle de l'inefficacité de la saignée. Cela ne me fait pas changer d'avis, mais me prouve seulement qu'elle a pu être contre-indiquée dans les cas où on l'a pratiquée, (car ce sont des chirurgiens qui exercent la médecine dans ces montagnes); bien loin de là, les hémorrhagies du nez et de la bouche, et les engorgemens des viscères, m'indiquent qu'elle peut être placée utilement dans les circonstances mentionnées dans le courant de ce mémoire.

saient. Elle a été critique et heureuse pour quelques-uns, après le dixième jour.

Les diarrhées ont été funestes.

Plusieurs ont eu des dépôts gangreneux, considérables, qui ont terminé heureusement la maladie. Mon beau-père a eu deux malades de ce genre.

Un de mes malades, nommé *Sotirot*, fut gravement attaqué de cette fièvre, et délira longtemps. Le treizième jour, il cracha beaucoup de sang et de pus, des poumons. Plus de fièvre. Le lendemain, je lui trouvai la moitié du corps œdémateux, depuis le front jusqu'à l'aphophyse xiphoïde, c'est-à-dire, la moitié de la tête, de la poitrine, et le bras gauche correspondant. Il chantait et riait; il oubliait; il était enfin dans la démence. Je fis appliquer un vésicatoire au bras, pour établir un écoulement; il ne coula rien, mais le sphacèle s'y mit. Il fut envoyé aux blessés, où je l'ai perdu de vue. Il fut le seul de ce genre.

## ART. IV.

### *Ouvertures de cadavres.*

On a ouvert quelques cadavres à Nice, dans lesquels, dit-on, on n'a rien trouvé d'extraordinaire. Je ne puis dire de même; j'en ai fait ouvrir deux à l'hôpital militaire d'Aix, qui m'ont offert quelques résultats. On pourra dire, il est vrai, que ce n'était peut-être pas la même fièvre; mais le fait est qu'ils sont morts d'une fièvre maligne, ayant les mêmes caractères que celle de Nice, d'où ils avaient été évacués tout récemment. Je dirai d'ailleurs, avec le C. Trousset, * que les malades de l'armée d'Italie ayant été évacués des hôpitaux des avant-postes sur ceux de l'intérieur, pêle-mêle et sans discernement, et un grand nombre étant déja atteint de la fièvre d'hôpital plus ou moins avancée, il résultait que ceux qui n'étaient atteints que d'une affection légère, contractaient dans la voiture même la maladie épidémique; aussi n'arrivait-il à Aix que des malades de cette fièvre ou de la dyssenterie. Or, ces sortes de maladies étant, à peu de choses près, les mêmes dans un lieu comme dans un autre, il y a tout lieu de croire que les ouvertures de cadavres ont donné partout les mêmes résultats.

Le nommé *Boulingue*, volontaire de vingt à vingt-deux ans, évacué des hôpitaux de Nice sur celui d'Aix, atteint de la fièvre en question, y mourut le huitième jour de son arrivée. Deux jours avant sa mort, il fut pris

** Hist. de la fièvre de Grenoble, pag. 5.

d'un ictère universel. Les urines étaient extraordinairement teintes. Il parut mieux, à part une grande faiblesse, et un pouls petit et irrégulier. L'ictère devint moins foncé; cependant il expira paisiblement. Son corps ayant été ouvert le 2 pluviôse dernier, je trouvai la vésicule du fiel du volume d'une grosse poire, remplie d'une bile verte et très-fluide. Point de calcul. Le foie, la rate et le pancréas étaient engorgés et très-volumineux. Le foie était adhérent au diaphragme. Les intestins étaient flasques et décolorés; la veine porte, le cœur et les gros vaisseaux étaient pleins d'un sang noir et très-fluide. Le reste, dans l'état naturel.

*Abraham Lacombe*, volontaire de vingt-huit à trente ans, d'une taille élevée, belle physionomie et d'une constitution robuste, vint de Nice à l'hôpital d'Aix le 2 pluviôse, et mourut le 4. Du premier moment que je le vis, il délirait déja, et il était tout pourpré. Son corps fut ouvert le 5. Les cuisses et les jambes étaient d'un pourpre foncé. Le foie et les poumons étaient notablement engorgés; les poumons étaient adhérens, et le cœur était très-dilaté et rempli d'un sang très-noir, et en partie coagulé. Le reste, dans l'état naturel.

Quelques cadavres sont devenus plombés,

peu d'heures après la mort, avec une grande infection et hémorrhagie de tous côtés; d'autres étaient encore, très-long-temps après, intacts et sans odeur.

## Art. V.

### *Qualification de cette maladie.*

Cette fièvre a été appelée, par les uns, fièvre nerveuse, à cause qu'elle affectait particulièrement les fonctions animales. L'affection catarrhale, par laquelle elle commençait depuis les derniers jours de frimaire, l'a fait nommer, par d'autres, fièvre catarrhale: enfin, comme souvent elle a été accompagnée d'exanthèmes miliaires, divers gens de l'art l'ont nommée fièvre miliaire. Il est possible que la saison ait produit des fièvres catarrhales qui aient été accompagnées de miliaires, et ce indépendamment de l'épidémie; et même le nom ne fait rien à la chose, pourvu que l'esprit de système ne nous écarte pas de la bonne pratique; mais, pour donner à cette fièvre un nom qui convienne aux maux qu'elle a produits, je crois qu'on doit la nommer fièvre maligne, portant rapidement à la tête. C'est la fièvre des camps, des prisons, des hôpitaux de Hongrie, etc. telle qu'elle a été décrite par *Pringle*, *Monro* et autres, et par les médecins qui les ont précédés. Ce qu'a dit de sa cause le C. *Trousset*, relativement à l'épidémie de Grenoble, et ce que j'en vais dire tout-à-l'heure, sont une preuve sensible de la vérité de cette assertion.

Seulement, il me paraît que dans l'épidémie de Nice il convient, pour plus d'exactitude, de distinguer deux temps; depuis le premier vendémiaire jusques vers le 25 frimaire, dans lequel temps elle ne s'annonçait que par des symptômes de faiblesse et d'anéantissement; et depuis cette dernière époque jusqu'aujourd'hui, où ses préludes tiennent d'abord quelque chose d'inflammatoire, auquel succède l'état de faiblesse accoutumé. Dans le premier temps, cette fièvre est proprement le *typhus* de Cullen (Nos. method.); et dans le second, elle est le *synocus* du même nosologiste. Cette distinction est très-nécessaire dans la pratique.

## Art. VI.

### *De la cause éloignée et prochaine de cette fièvre.*

L'on a d'abord été indécis si l'on n'attribuerait pas un si grand nombre de malades à l'effet d'une atmosphère constamment chaude et humide, et extraordinairement pesante relativement à nos sensations; ensuite, on a cru qu'on pouvait en accuser la malpropreté des rues de Nice, l'état stagnant des eaux des fossés et des canaux d'arrosement, les matières fécales humaines dont on se sert pour fumer les terres, le peu de profondeur des fosses des cimetières, les cadavres des animaux abandonnés dans le cours de *Paglion*, enfin une négligence notable dans les services de la voierie: telles sont les causes qu'on a rendues publiques dans diverses affiches des communes circonvoisines, pour calmer sans doute l'inquiétude des citoyens, et les inviter à la propreté.

Mais, si on a pu croire un moment à ces causes, on s'est bientôt aperçu que véritablement elles pouvaient favoriser la disposition à la maladie, mais que ce n'étaient pas elles seules qui la produisaient : on se trouve en effet assez souvent exposé, dans les contrées méridionales, à la constitution de l'air de cette année, sans qu'il en résulte des maladies aussi rapides dans leur course, aussi funestes dans leurs effets, et qui se communiquent avec autant de facilité. Quant à la négligence dans le service de la grande voierie, il est vrai qu'elle est une source d'insalubrité; mais nous ne sachons pas qu'il en résulte en Europe des maladies contagieuses;

encore, sous ce point de vue, la ville de Nice aurait dû en être plus exempte que telle autre commune de la ci-devant Provence : l'air de Nice est aussi pur et aussi serein qu'on puisse le desirer; et quant aux membres de la municipalité, (sur plusieurs desquels, morts victimes de leur zèle dans cette maladie, il est juste que je répande quelques larmes) je dois dire, pour en avoir été témoin oculaire, qu'il en est peu en France qui entretinssent la propreté et qui exerçassent la grande voierie avec autant d'activité qu'eux, avant le développement de l'épidémie. Si la mal-propreté des rues était une cause de contagion, les villes de la Provence y seraient à tout instant plongées, puisqu'il n'en est aucune qui ne soit tapissée de fumier, et où l'on ne jette les excrémens dans les rues : mal-propreté qui n'existe pas à Nice, où ces objets sont ramassés soigneusement dans des barils pour engraisser les terres; et cette opération se fait en hiver, de sorte qu'en automne, temps auquel la maladie s'est manifestée, ces matières ayant été entièrement décomposées et absorbées, elles n'ont pu contribuer à la produire.

Il est vrai que les fossés de la campagne de Nice sont extrêmement négligés, qu'ils n'ont pas été nettoyés depuis longtemps, et que les eaux y sont stagnantes; mais cette cause produit communément les maladies dont j'ai parlé dans les mémoires précédens, qui ne sont pas contagieuses. Certes, on a eu grand tort d'avoir ainsi négligé ces fossés, comme on a tort dans tous les départemens méridionaux, de laisser les grandes routes dans l'état délabré où elles sont, remplies d'ornières et de fange, véritables cloaques, où les eaux séjournent jusqu'à leur entière évaporation; ce qui ne manquera pas de rendre les fièvres intermittentes et rémittentes très-communes dans ces pays, si l'on ne se hâte de les rétablir.

La véritable cause de cette épidémie a été apportée par l'armée. Il n'est aucun genre de privations, soit en nourriture, soit en vêtemens, auquel les soldats de cette armée n'aient été exposés, ainsi que cela est connu de tout le monde. Une nourriture mal-saine et peu abondante, des habits en lambeaux, point de souliers, une chemise collée sur le corps depuis plusieurs mois, une peau couverte de crasse et souvent de gale, tel était l'apanage du soldat l'automne passé : avec cela, il bivouaquait presque toujours sur les hauteurs; et, n'étant pas garanti du froid par des vêtemens, il se couchait par terre avec ses camarades, dans un ordre très-serré, ordre que nous voyons tenir par les pauvres dans les rues où ils passent la nuit, et qui est l'unique ressource

ressource de tous ceux qui n'ont pas d'autre couverture que la chaleur naturelle.

Il résulte de cet entassement d'hommes chargés d'ordures, que leurs habits s'impregnent réciproquement, et du gaz animal qu'ils répandent de toute la surface du corps, et de celui qui s'exhale par l'expiration. Ce gaz, au milieu duquel vivent impunément ceux qui en ont les habits chargés, et qui y sont accoutumés, est très-nuisible à ceux qui ont d'autres habitudes; et il est, selon moi, le véritable producteur de la fièvre des camps, prisons, hôpitaux, etc.

Aussi, le quartier-général et une partie de l'armée étant venus à Nice, ceux qui eurent le plus à traiter avec la troupe, furent les premières victimes, avant même que ce genre de fièvre se fût fait connaître dans les hôpitaux militaires ou parmi les soldats. Ainsi, les officiers municipaux, les secrétaires des commissaires des guerres et des commandans militaires, en ont été les premiers et presque tous atteints, et en sont morts en grande partie. Cette circonstance fut une de celles qui firent le plus ouvrir les yeux sur la nature du mal, à laquelle se joignit aussi l'infection des villages occupés par la troupe et situés sur les hauteurs, et auxquels on ne pouvait reprocher aucun des défauts attribués à la nature du sol du chef-lieu.

On s'est fait dans le temps la question: Comment la maladie n'a-t-elle pas commencé dans les stations occupées antérieurement par la troupe, au lieu de commencer par Nice, et de se répandre ensuite dans ces stations? Mais quand même les faits ne parleraient pas d'eux-mêmes, on pourrait encore répondre qu'il est vraisemblable que ce n'est que par un amas considérable de ce gaz morbifique, qu'il devient plus éminemment dangereux. Or, la ville de Nice, pour être le point central du rendez-vous des diverses divisions, s'est trouvée dans la condition la plus favorable à ce genre d'accumulation gazeuse, au lieu que dans les autres endroits qui ne pouvaient pas contenir un aussi grand nombre d'hommes, ce gaz malfaisant n'a été, pour ainsi dire, que disséminé.

Tout a ensuite contribué à infecter les habitans; l'emplacement des hôpitaux au milieu de la ville, leur encombrement continuel qui nécessitait souvent de loger, en attendant, les malades chez les particuliers; le dépôt placé dans l'église Saint-Dominique, gouffre affreux, froid et humide, où les malades étaient entassés les uns sur les autres, par terre, sur de la paille; le logement des militaires qui, quoique sains, répandaient une odeur provoquée par le dénuement où on les avait laissés; enfin, la pénurie de tout, le défaut de tous les moyens, jamais plus nécessaires que dans les temps de calamités, etc. etc. que de sources de contagion, et même de maladies, quand même la contagion n'eût pas existé!

On doit ajouter que la saison et la constitution de l'air de cette année ont dû singulièrement favoriser les causes morbifiques. L'automne et l'hiver sont les saisons les plus meurtrières dans les pays chauds. L'armée d'Italie en avait déja fait une triste expérience en l'an 3 et 4. En effet, ces saisons sont les moins favorables à l'écoulement de la matière de la transpiration, et elles l'ont été encore moins cette année, à cause de l'excès d'humide dont l'atmosphère est restée constamment surchargée.

Mais, quel qu'ait été l'empire des fièvres d'hôpitaux dans ces années, et quoique plongé au milieu d'elles, j'en aie été atteint à mon tour, je n'avais jamais senti ni reconnu le gaz particulier dont mes sens ont été frappés tant de fois cette année, et dont on n'a pas encore parlé dans les histoires des maladies épidémiques.

Ce gaz a une odeur forte et ingrate, analogue à celle du gaz carbona-phosphoreux qui brûle, ou à celle de l'arsenic sur les charbons ; il a l'odeur d'ail, mais bien plus désagréable.

Il est très-pesant. A Nice, l'air des rues infectées était puant ; cette puanteur était surtout sensible au rez-de-chaussée et au premier étage ; également au second étage, suivant sa hauteur, mais beaucoup moins : aussi ces étages ont-ils été plus particulièrement dépeuplés par la maladie.

A Aix, ce gaz était très-saillant dans une salle basse et humide de l'hôpital, qui était aussi très-meurtrière. Il me faisait une impression si grande, que je n'ai jamais pu achever en entier la visite dans cette salle.

L'eau de chaux l'absorbe avec avidité, et blanchit aussitôt.

Il prend à la gorge et fait tousser. Outre ces impressions, il m'a causé souvent des défaillances.

Il s'attache particulièrement à toutes les substances poreuses ; les habits des soldats en sont imprégnés ; ceux des infirmiers, de même : parmi ces derniers, ceux qui ne touchaient pas les malades n'en étaient pas moins chargés.

Les cadavres l'exhalent. Une domestique qui avait rendu les derniers devoirs à une personne chère à ma famille, morte de cette maladie, s'était changée de tout, excepté d'une jupe et d'un corset de dessous : nous servant à souper, elle répandait abondamment cette odeur nauséabonde. Nous lui fîmes quitter ce reste de vêtemens infectés, et elle n'eut plus d'odeur.

L'abattement, le désespoir et la confusion, suites inévitables des calamités publiques, produisirent quelque négligence dans l'observance des lois de salubrité, que les magistrats de Nice avaient si bien fait observer jusqu'alors. On souffrit que les corps passassent des nuits entières dans l'enceinte des temples, sans doute pour donner quelques consolations aux vivans. La multitude des cadavres fit que les fosses n'étaient pas assez profondes ; les rues cessèrent d'être nettoyées avec soin : on étendit sur la terrasse qui sert de promenade publique, les meubles de lits qui avaient servi aux morts et aux mourans ; ces imprudences, jointes à tant d'autres foyers de contagion, durent singulièrement aggraver la maladie, et multiplier les sources de ce gaz délétère qui se répandit ensuite dans les environs.

Il est encore en question si les miasmes qui causent les maladies épidémiques peuvent être transportés au loin, et communiquer la maladie par le seul contact de l'atmosphère : on peut en douter quand les émanations des malades n'ont aucune qualité sensible ; mais ici, où un gaz d'une nature particulière se fait reconnaître aux moins connaisseurs, je pense qu'il est prudent de se décider pour l'affimative. L'estimable historien de la fièvre de Grenoble dit : « La fièvre épidémique dont nous « sommes affligés s'est répandue depuis un « mois (à raison des grandes agitations de « l'atmosphère à cette époque) dans des cam- « pagnes environnantes qui n'ont pas été su- « jettes au passage des troupes. » Je suis également fondé à croire que la personne dont j'ai parlé précédemment, et que ma famille a eu le malheur de perdre, avait contracté sa maladie dans l'atmosphère d'un hôpital. Il ne faudrait cependant pas pousser cette assertion trop loin ; car 1.° le gaz dont je parle s'attachant à tout genre de vêtement, et surtout à ceux de laine, et le peuple ne prenant pas assez de précaution à cet égard, on sent que les habits, les matelats et les couvertures sont un moyen de contagion extrêmement commun, et souvent sans qu'on s'en doute. 2.° Quoiqu'il soit vrai que ce gaz est disposé par sa pesanteur à rester dans les couches inférieures de l'atmosphère, à s'agglomérer, et à pouvoir être lancé d'un lieu à l'autre par un courant d'air très-rapide, il est certain, d'autre part, qu'il est de ceux qui sont le plus facilement absorbés et décomposés par les végétaux, par l'eau, et par toutes les substances calcaires simples; ce qui en diminue la masse à chaque instant. 3.° A supposer qu'il fût balayé par un vent, si son trajet était long, il se combinerait et se diviserait tellement dans son passage à travers une vaste atmosphère, qu'il cesserait, à une certaine distance, de devenir nuisible; de sorte qu'on peut presque affirmer que ce n'est qu'en séjournant dans son atmosphère, ou en en recevant directement une forte bouffée, qu'on pourrait en être incommodé.

Les physiciens comprennent assez aux propriétés de ce gaz, qu'il ne doit être autre chose que le gaz acide carbonique hydrogéné, joint au gaz animal.

Cause prochaine de cette fièvre.

Je présume qu'il agit en affectant directement les organes de la respiration, en même temps que le principal vital, quel qu'il soit: par cette dernière action, il dispose les élémens des solides et des fluides à reprendre le cours de leurs affinités propres dans les corps inorganiques; et de-là la tendance à la putréfaction. Par la première, indépendamment des retards portés dans la circulation, ce gaz s'oppose à l'exhalation du carbone, et en produit ainsi une accumulation exhorbitante dans le corps vivant: de-là sa moindre influence sur les individus qui contiennent moins de carbone et qui consument moins d'oxygène, comme les pauvres, les femmes et les enfans, et son action décidée sur les corps robustes, replets et bien nourris, qui contiennent plus de carbone, et qui consument plus d'oxygène dans chaque respiration.

On a fait la question : Mais comment arrive-t-il que des individus soient porteurs, par leurs habits, d'une contagion dont ils ne paraissent pas eux-mêmes affectés; et comment ce gaz n'a-t-il pas été plus meurtrier pour les soldats? Quelqu'étonnant que soit le fait, il n'en existe pas moins: nous l'avons vu, tous les soldats qui revenaient de l'armée d'Italie répandaient abondamment cette odeur, et ne s'en apercevaient pas; la domestique dont j'ai parlé ne s'en doutait pas non plus, quoiqu'elle en fût surchargée. Les mendians, les prisonniers, les marins, divers malades, ont une odeur infecte pour ceux qui les approchent, sans en avoir eux-mêmes la moindre idée Quel est le médecin qui ne sait pas l'histoire de ces prisonniers de Londres, citée par *Pringle*, qui infectèrent leurs juges sans le savoir ? Tel est le bienfait de l'habitude, que nous pouvons vivre longtemps au milieu des poisons, quand nous nous sommes familiarisés avec eux, tandis qu'un seul instant de leur présence suffit pour donner la mort à ceux qui n'y sont pas accoutumés.

La disposition, puis ce phénomène, qui n'est pas moins un fait certain, quoiqu'inexplicable, fait beaucoup pour ou contre l'action des venins; sans cela y aurait-il encore un seul habitant dans les contrées de la peste, dans ces pays où l'on ne prend nulle précaution pour l'éviter? Sans cela, quel médecin voudrait se livrer au traitement des maladies contagieuses?

On doit encore observer qu'il est certaines maladies contagieuses qui sont quelquefois plus graves dans ceux qui les reçoivent que dans ceux qui les donnent; tellement, qu'il semble que le virus acquière de nouvelles forces dans un nouveau corps. Voyez, par exemple, cette femme qui a l'air bien portante, et qui ne prétend avoir que des fleurs blanches; elle porte une vérole terrible dans le sein de son amant. Ceux qui ont vécu dans le Levant, vous diront que des pestiferés qui se promènent dans les rues, sans se croire malades, communiquent souvent à leurs amis une peste qui les fait périr en peu de jours; de sorte que je crois très-possible *que des individus nous apportent une maladie, quoiqu'ils n'aient pas eux-mêmes l'air malade;* ce qui tient sans doute aussi à la différence des habitudes et des constitutions.

Disons, en outre, que ceux qui voyagent isolément avec des habits imprégnés d'un gaz contagieux, ont l'avantage d'être ventilés durant le voyage, ce qui les purifie insensiblement, et les rend moins dangereux à eux-mêmes et aux autres. Il est possible que la véritable peste se communique par le plus petit morceau d'étoffe ; mais il est probable que les miasmes des autres maladies épidémiques sont moins actifs, qu'il en faut un très-grand assemblage pour nuire, à moins qu'ils ne tombent sur quelques complexions si maladives, que le moindre souffle les renverse.

## Art. VII.

*Traitement de cette maladie.*

On m'écrivait de Nice, au premier frimaire : « On ne sait point encore les remèdes « qui sont utiles, puisque, parmi ceux du « même âge et tempérament, qui ont subi le même traitement, les uns y ont succombé et les autres ont guéri. Le traitement consiste en une saignée à ceux qui « ont un caractère inflammatoire ; l'émétique, « la décoction de tamarins émétisée, les vésicatoires, les sinapismes, et l'usage du « kina, de la contrajerva, de la serpentaire

« de Virginie, quand le caractère putride et « malin a gagné sur l'inflammatoire ; mais, « comme je vous ai dit, ces remèdes en ont « guéri plusieurs, et ont été inutiles à d'au- « tres qui étaient dans les mêmes circons- « tances. »

Depuis lors, le traitement a été fort varié, suivant le systême de chaque praticien : quelques-uns ont employé les saignées, et souvent avec avantage ; d'autres les ont eues constamment en horreur. Quelques malades, mais légèrement affectés, qui avaient préféré les gens à secrets aux gens de l'art, se sont bien trouvés des sudorifiques internes et externes. Des médecins sectateurs du systême de Brown, traitèrent leurs malades par le vin, le kina, les panades, les lavemens, les vésicatoires et les frictions. J'ai vu de ces malades guéris, mais d'autres moururent.

Que résulte-t-il de cette égalité de succès et de non succès par toutes les méthodes, et de cette inégalité d'évènemens dans la même méthode ? Que dans cette épidémie, comme dans toutes les autres, il n'y a point de remède bon pour tout le monde, mais qu'on doit varier son traitement suivant la constitution de l'air, le tempérament du malade, et le type de la maladie.

Par exemple, le régime tonique paraissait

plutôt indiqué depuis le commencement de l'épidémie jusqu'au 25 frimaire, à quelques exceptions près; il a même pu être des circonstances, comme il m'est arrivé dans quelques malades, où l'on pouvait étrangler la fièvre dès le commencement, avec de fortes doses de kina dans le vin, parce que la rémittence était très-marquée, sans faire précéder aucuns remèdes généraux. Mais à la seconde époque de la maladie, lorsqu'elle s'annonçait par un caractère inflammatoire, il m'a souvent paru utile de commencer par la saignée, à moins que l'apparence d'inflammation ne tînt à un état d'érysipèle malin; ce qui était annoncé par la faiblesse, en même temps que le malade se plaignait du mal de gorge. Il y avait aussi fort souvent une faiblesse qui tenait à la pléthore, et qui était accompagnée des signes qui caractérisent cette espèce : alors pourquoi n'aurait-on pas recouru à la saignée ?

Il s'est élevé, dans cette maladie, un préjugé universel contre ce remède. Il semble que l'art le plus sacré comme le plus redoutable, soit aussi une affaire de mode. Pour moi, j'ai pitié et de ceux qui ne savent pas se servir de la saignée quand elle est un remède héroïque, et de ceux qui l'emploient quand, au lieu d'affaiblir encore, il faut administrer des toniques : la conscience des uns et des autres ne saurait être tranquille sur la mort de leurs malades, qui peut-être eussent été rétablis sans les préjugés de leurs médecins. Je ne crois pas qu'on connaisse encore de maladie qui cède toujours et dans tous les cas exclusivement au même remède, et qui n'en admette jamais d'autres ; tout comme il n'en est aucune qui ait toujours cédé au traitement le mieux entendu. Car, quoique les ressources de l'art soient plus grandes que ne l'imaginent ses dépréciateurs, cependant il n'arrive que trop souvent que les causes morbifiques sont plus puissantes que lui : le public alors juge que tel remède a été nuisible, parce qu'il n'a pas guéri ; il le déprécie, a en horreur ceux qui l'emploient ; il est même favorisé dans son injustice par cette jalousie basse qui déshonore plusieurs médecins, et qui, pour dérouter leurs confrères et s'attirer tout le profit ( ô infamie ! ), les engage à plier servilement sous les goûts de la multitude, aux dépens de leur conscience, des règles de l'art, et même de la vie des malades, qui sont assez sots que de préférer l'assassin qui les flatte, à l'homme honnête et ferme qui ne connaît que son devoir.

S'il est une maladie qui, par les caractères éminemment putrides qu'elle présente durant son cours, semblerait exclure absolument la saignée, c'est la peste; cependant le témoignage des meilleurs praticiens qui ont traité cette maladie au Levant et en Europe, nous prouve démonstrativement qu'il est des cas dans cette maladie où la saignée est non-seulement utile, mais encore nécessaire. Il en est de même de notre fièvre; des praticiens ont employé la saignée à Nice avec grand avantage; dans plusieurs cas de cette maladie, qui se sont manifestés à Marseille, le médecin Moullard, mon beau-père, qui joint à un discernement véritablement médical une pratique de soixante-cinq ans, a employé la saignée avec succès. Certes, ce remède aura été souvent inutile, quand le mal était plus fort que la médecine; il aura même été dangereux, quand la faiblesse était réelle; mais à cause de cela, faut-il y renoncer quand les symptômes inflammatoires, unis à la pléthore, menacent d'une congestion dans les viscères principaux? Non certes, les règles de l'art s'y opposent; et, si après les avoir suivies avec toute la prudence possible, le malade meurt, il reste au moins au médecin la certitude que ce n'a été que parce que la violence du mal l'a emporté sur le résultat le mieux établi de l'expérience de tant de siècles.

C'est-là la marche que j'ai tenue dans l'hôpital d'Aix. Quand le mal était à son commencement, (ce qui arrivait fort souvent, les malades légers évacués de Nice, prenant la maladie dans la voiture même de ceux qui en étaient déja atteints depuis plusieurs jours) que le visage était rouge, les yeux étincelans, la tête douloureuse ainsi que les membres, * la respiration difficile, les urines brûlantes, le pouls plein, je faisais tirer d'abord huit onces de sang du bras : si ces symptômes se calmaient, j'administrais un vomitif le lendemain matin, si l'urgence y était ; au contraire, quand les symptômes inflammatoires ne cédaient pas à la première saignée, j'en faisais pratiquer une seconde au pied. Cette dernière a été suivie presque constamment d'un relâchement général, accompagné de sueur universelle qui procurait le plus grand calme au malade. Le vomitif venait ensuite ; puis je faisais boire, pendant deux à trois jours, de la tisanne de tamarins émétisée, ou, si le malade l'abhorrait, de la limonade, en ajoutant

* La douleur de tête et des membres ne suffit pas pour indiquer la saignée : cette douleur, sans les autres caractères, n'est très-souvent ici qu'un indice de malignité, auquel il faut remédier par le camphre, le quinquina et les vésicatoires.

à celle-ci quelques lavemens, afin de tenir le ventre libre.

J'ai observé que les purgatifs étaient nuisibles dans cette maladie; au contraire, les vomitifs sont utiles au commencement, soit pour faire couler la bile, soit pour produire relâchement. Quand on les a négligés, il en résulte, vers le milieu ou sur la fin de la maladie, une diarrhée qu'on a bien de la peine à arrêter, et qui tue souvent le malade après qu'il est relevé de son premier mal. Les purgatifs produisent le même effet, et de plus ils augmentent extrêmement la faiblesse. Si le ventre est trop paresseux, il suffit de le solliciter par un lavement.

Tandis que les symptômes inflammatoires subsistaient, le malade était au bouillon et à la tisanne : il prenait en outre deux bols par jour de camphre et de nitre, ce qui entretenait une douce transpiration; mais dès que ces symptômes avaient fait place aux caractères d'atonie, que le visage tombait, que le corps, les membres et le pouls s'affaissaient, que le cerveau commençait à se troubler, je recourais de suite au régime tonique : la tisanne était d'eau et de vin; je faisais mettre du vin dans tous les bouillons; j'ai même très-souvent donné à la place des bouillons, des

crêmes

crêmes de riz ou des panades légères mêlées avec du vin. J'administrais aussi quatre fois par jour la mixture de kina camphrée, composée d'un gros de quinquina en poudre fine, de six grains de camphre et de quatre onces de vin, (je n'y ajoutais pas d'eau, car il était assez aqueux) avec s. q. de gomme arabique ou adragant, pour tenir les poudres en suspension. Quand le malade ne pouvait pas avaler, ces mixtures étaient administrées en lavement.

Je faisais aussi appliquer d'abord les vésicatoires, et je n'attendais pas pour cela que la tête fût tout-à-fait prise. Je les faisais mettre successivement aux jambes, aux cuisses et à la nuque. En s'y prenant ainsi de bonne heure, les vésicatoires produisent un heureux effet, en déterminant dans des parties éloignées un afflux d'humeurs et un point d'irritation qui était prêt à se fixer sur des parties nobles; au lieu qu'en les appliquant quand le mal est fait, comme le pratiquent la plupart des gens de l'art, qui les considèrent comme une dernière ressource, il semble qu'on ne les regarde que comme des amulettes de qui on attend des miracles qui n'arrivant presque jamais, ainsi que cela se conçoit, sont causes de l'épouvante que ce remède cause au public; au lieu qu'il s'y familiariserait, et que ce remède serait plus souvent efficace, s'il était mis en usage avant que la formation des congestions l'ait rendu inutile.

On préviendrait les désagrémens qui en résultent, et la profondeur des plaies que l'ignorance et la cupidité entretiennent souvent, en renonçant à la manière brusque avec laquelle quelques chirurgiens les pansent; et quant aux mortifications auxquelles ces sortes de plaies sont sujettes dans les fièvres putrides et malignes, comme dans celle-ci, on parvient très-souvent à y remédier par l'usage des toniques, employés tant intérieurement qu'extérieurement.

Mais quand le malade n'avait aucun des symptômes inflammatoires indiqués précédemment, ou quand il arrivait de Nice dans un état très-avancé de sa maladie, je me gardais bien de recourir à la saignée et au régime rafraîchissant, quand même il se plaignait du mal de gorge et de la difficulté d'avaler; je ne recourais pas moins aussitôt au régime corroborant; car sa faiblesse, l'état de détresse dans lequel il avait été, sa maigreur, l'absence de toute inflammation dans le gosier, indiquaient assez que le sentiment douloureux qu'il éprouvait à la gorge tenait à un état d'érysipèle malin. Après donc avoir administré un vomitif, si les circonstances le rendaient indispensable, je passais de suite aux crêmes de riz vineuses ou aux panades légères, à la tisanne vineuse, aux mixtures de kina camphré et aux vésicatoires. J'ai même été obligé, dans quelques-uns, d'administrer deux fois par jour la potion cordiale du formulaire des hôpitaux militaires, en en déguisant cependant le nom, qui fait horreur aux soldats; et j'en ai vu guérir deux que j'avais regardés comme désespérés. Dans quatre autres cas, où j'avais observé une rémittence marquée, j'ai donné de suite le quinquina à très-forte dose, et la guérison s'en est suivie sans que j'eusse eu besoin de recourir aux vésicatoires.

Ces moyens, joints aux courants d'air établis régulièrement, m'ont paru suffire. Je ne parle pas de quelques autres petits remèdes que les épiphénomènes accidentels obligent d'administrer, parce qu'ils ne sont pas la base du traitement de cette fièvre.

La mixture de kina camphrée a pareillement été fort avantageuse dans l'hôpital militaire de Marseille, suivant le rapport que m'en a fait le C. *Laurentz*, médecin en chef de cet hôpital. En effet, quand les succès ne suffiraient pas pour la justifier aux yeux de ceux qui, plus fins que les autres, veulent encore que les remèdes coïncident avec la cause prochaine, presque toujours en question, il me paraît que cette pratique est propre à combattre directement les effets des causes que nous croyons avoir donné lieu à notre épidémie, ainsi que cela pourrait se prouver, si les bornes d'un mémoire permettaient de se livrer à des discussions purement théoriques.

## ART. VIII.

### *Règles d'hygiène pour le temps présent et pour l'avenir.*

D'après tout ce qui a été exposé, il paraît constant que la ville de Nice n'eût pas éprouvé l'épidémie actuelle, si les revers de l'armée n'en avaient amené une bonne partie dans son sein ; qu'elle ne l'aurait pas éprouvée non plus si les militaires, à leur arrivée, avaient été restaurés par de bons alimens, et qu'après leur avoir fait prendre un bain, on leur eût donné des habits neufs, et jeté au feu leurs vieilles guenilles. Mais, puisque la force des circonstances en a décidé autrement, il a été naturel de chercher, dans un mal inévitable, des moyens d'en être tourmenté le moins possible.

On a donc agité la question s'il ne conviendrait pas de caserner la troupe: c'était le vœu de plusieurs communes qui redoutaient de recevoir l'épidémie ; mais, outre que cette mesure était impossible par le défaut des fonds nécessaires, soit au rétablissement des casernes, soit à leur ameublement, on objecta avec raison que puisqu'on ne pouvait faire changer de vêtemens à la troupe, cette agglomération d'habits puans dans un même lieu, deviendrait encore plus funeste soit aux soldats, soit aux habitans même, au lieu qu'en les laissant logés isolément chez les citoyens, il y avait beaucoup moins de danger. Cet avis fut par conséquent suivi, et les militaires restèrent dans leurs logemens respectifs.

Heureusement, un esprit d'ordre paraissant prendre insensiblement la place de ce système qui détruisait tout et ne produisait rien, il est à espérer que dans ce moment la brave armée d'Italie commencera à être approvisionnée d'habits et de munitions de bouche : aussi, d'après les lettres du 10 ventôse, l'épidémie paraît-elle être devenue moins meurtrière *.

---

* Je me suis très-douloureusement trompé. J'apprends par des lettres postérieures que l'épidémie continue ses ravages, et qu'elle a emporté plusieurs

Mais si les habitans des lieux qu'elle a ravagés veulent en être délivrés beaucoup plus vîte, ils doivent mettre en usage tous les moyens propres à diminuer, à absorber et à détruire le gaz meurtrier dont j'ai parlé; tels sont les suivants.

Ne se servir aucunement des linges, habits, paillasses, matelas, couvertures, tapisseries, qui ont été à l'usage des malades ou des morts, avant de les avoir lavés et exposés à l'air une quinzaine de jours. L'eau chaude ou froide ne suffisent peut-être pas, et il convient, pour

---

personnes très-estimables. Puis donc que la maladie continue, il conviendrait que les troupes qui doivent passer par Nice pour se rendre à l'armée, n'entrassent pas dans la ville, mais qu'on les fît camper sur les hauteurs, d'autant plus que la saison déja avancée pour ce pays ne s'oppose aucunement à cette mesure. On devrait aussi alors établir un intervalle entre deux barrières, où l'on apporterait les comestibles nécessaires. En vain dira-t-on que tant de précautions ne doivent être prises que pour la peste; je demande s'il y a quelque différence entre ces deux maladies pour celui qui en meurt? Il est d'ailleurs de la plus grande urgence dans ces temps calamiteux de diminuer le nombre d'hommes qui courent dans les rues, de prévenir les foules, et de ne laisser absolument dans les lieux infectés que les personnes strictement utiles, puisque moins il y aura d'alimens à la maladie, plus tôt elle cessera.

plus de précaution, de les faire passer à la lessive.

Les magasins, les caves, les boutiques, les chambres, les plafonds et les escaliers doivent être passés à la chaux, que je considère comme l'absorbant le plus sûr de ce gaz. Des baquets d'eau de chaux renouvelée chaque jour doivent séjourner dans les appartemens des malades, tous les parfums acides ou aromatiques étant ici, à mon avis, parfaitement inutiles. Bien plus, je conseille encore de passer un lait de chaux sur tous les murs de la ville, et d'en laver les rues aussi souvent qu'on le pourra.

Les fenêtres des appartemens doivent rester constamment ouvertes; et l'on doit pratiquer dans les salles des hôpitaux, des ventilateurs et des soupiraux placés sous les lits de distance en distance, opposés directement l'un à l'autre; car le gaz dont je parle étant très-pesant, et se précipitant pour ainsi dire sur le plancher, on ne parviendrait jamais à le chasser par les ouvertures élevées; ce qui rend les ouvertures inférieures dont je parle absolument indispensables.

Jusqu'à ce que la maladie ait entièrement cessé, on doit prohiber les assemblées publiques, soit dans les temples, soit dans les spectacles. Si celui-là est digne de blâme qui épouvante mal à propos ses concitoyens, celui-là est leur assassin qui, sous prétexte de les flatter, ne leur déclare pas les dangers où ils se trouvent. Quoiqu'une maladie épidémique d'Europe ne soit pas la peste, le nom ne fait rien pour celui qui en meurt, et l'on a tort de ne pas prendre les mêmes précautions, lesquelles circonscriraient la contagion et épargneraient bien du monde. Du reste, soit les temples, soit les spectacles et autres lieux publics, ne doivent pas moins être blanchis à la chaux dans toutes leurs parties, être ventilés un certain temps, et abreuvés d'eau de chaux. Dans les cimetières, dans les voiries, on doit également répandre force chaux vive, afin de consumer les cadavres; on ne doit en enterrer aucun sans le recouvrir d'une couche suffisante de cette substance caustique.

Que le zèle des magistrats, qui ne doivent jamais être aussi grands que dans le danger, se ranime pour le nettoiement des rues et des canaux d'arrosement, pour la surveillance des boissons et des comestibles; car dans ces temps de calamités qui devraient avertir l'homme de son néant, et le distraire de sa cupidité, on éprouve précisément tout le contraire, par le plus grand nombre de frippons qui spéculent sur la misère publique, et qui vendent des choses gâtées à un très-haut prix.

On demande surtout s'il n'est point de préservatif particulier ? Chacun dans la Provence a eu le sien, dont les apothicaires n'ont pas été fâchés. Il ne faut pas distraire le peuple de cette confiance, pourvu qu'il soit sage d'ailleurs : pour moi, je n'en connais point de plus efficace que la sobriété et une généreuse résignation ; l'expérience nous a fait voir que les pauvres sont ceux qui en ont été le moins atteints ; cela nous prouve qu'il faut éviter l'état de pléthore produit par les mets trop succulens et par les boissons spiritueuses, en particulier l'eau-de-vie, à laquelle on attribue faussement mille vertus, à cause sans doute de ce goût dépravé qu'ont pris pour elle les hommes et les femmes, depuis qu'ils ne sont plus émus par les sensations douces. Avec l'ivresse, on doit également éviter l'excès dans les plaisirs de l'amour, et généralement tout ce qui affaiblit. Il est utile d'être bien couvert pour entretenir la transpiration, et d'aller se promener chaque jour au soleil, soit pour se distraire des tristes réflexions de la retraite, soit pour entretenir un équilibre constant entre toutes les fonctions.

Avec cela, il faut éviter d'aller dans la chambre des malades ; rien n'est plus désagréable pour l'homme qui souffre que ces assemblées nombreuses dans l'appartement où il est couché; en même-temps qu'il n'y a rien de plus dangereux que ces visites inutiles, soit pour ceux qui les font, soit pour la famille dans laquelle ils vont porter leurs habits impregnés des miasmes ramassés chez le malade.

En outre, les magistrats de Nice doivent faire leurs efforts auprès du gouvernement pour faire établir les hôpitaux militaires hors l'enceinte de la ville. Il est inconcevable que des établissemens pareils se trouvent placés précisément au milieu des habitations, de manière que, tandis que l'atmosphère de ces lieux, chargée des vapeurs des malades et des excrémens, pénètre dans les maisons voisines par les croisées, l'intérieur de l'hôpital est privé à son tour de ces courans d'air salutaire, qui sont pour les malades les premiers de tous les remèdes. Telle est, en effet, la position de l'hôpital sédentaire de Nice, et je ne doute pas qu'elle n'ait contribué pour beaucoup à la mortalité, soit des militaires qui y étaient malades, soit à celle des autres citoyens.

Il ne suffit pourtant pas d'avoir échappé à l'épidémie actuelle; il faut encore en prévenir une autre, qui peut se montrer de nouveau pendant tout le temps que durera la guerre, si, contre notre attente, le soldat se trouvait encore dans les circonstances malheureuses où il a été ces années passées. Nous espérons d'abord de la sagesse du gouvernement actuel que la troupe ne sera plus réduite, pour sa nourriture, jusqu'à partager les alimens des brutes. Mais il s'est glissé durant la révolution un abus insigne dans la tenue du soldat, que je ne sache pas que l'on ait encore corrigé. On a considéré de tout temps la propreté comme une chose aussi essentielle à la santé du soldat que les alimens; c'est pourquoi il y avait dans les compagnies des sergens et des caporaux d'escouade, chargés de faire toutes les semaines, et même plus souvent, la visite du butin de leurs hommes. Ils ne pouvaient rien vendre de ce qui appartenait à l'équipement déterminé, et ils ne devaient avoir ni trous ni taches à leurs habits. Cela faisait que les choses duraient davantage, que le soldat était couvert, et qu'il avait toujours une chemise pour se changer. Le besoin qu'on a cru avoir de la licence, a fait tomber cette discipline si nécessaire, en désuétude. Tandis que, d'un côté, les fournisseurs donnaient du mauvais drap, les soldats, de l'autre, ne raccommodant jamais leurs habits, ils sont devenus des nids d'insectes et de mal-propreté; au lieu que si on les eût raccommodés à fur et mesure, et qu'on les eût tenus constamment propres, ils eussent duré beaucoup plus longtemps. Il en est de même des chemises, ce vêtement si nécessaire à la santé du corps. Le soldat est dans une position qui lui permet peu de penser au lendemain; il a donc besoin qu'on le surveille constamment, sinon il vend la seule chemise qu'il a pour se changer, pour un verre d'eau-de-vie. Combien de fois ne l'ai-je pas vu, et n'en ai-je pas gémi! De cette mal-propreté ont découlé la plupart des maux dont nos troupes ont été affligées: c'eût été, au contraire, une grande économie pour l'état, si l'on eût maintenu les anciens réglemens à ce sujet; et, au milieu même de la pénurie, le soldat eût beaucoup moins souffert. Il y a tout lieu d'espérer qu'on y reviendra, si l'on n'a pas déja commencé, actuellement qu'on s'occupe de donner des habits neufs et autres genres d'équipement à la troupe.

Je ne cesserai pas non plus d'élever ma voix contre la manie que l'on a d'établir de grands hôpitaux, pour y traiter plusieurs centaines de malades à la fois. Que les traitans y trouvent plus de bénéfice; pour nous, nous n'y voyons que la ruine de l'humanité. Tout médecin doit avoir vu qu'il perd très-peu de malades dans un hôpital nouvellement établi, et que la mortalité avance en raison de la distance qu'il y a depuis l'établissement. On devrait alors quitter ce lieu, et se transporter dans un autre; mais si on ne le peut pas, on a du moins la ressource de pouvoir facilement renouveler l'air d'un petit hôpital isolé : comment, au contraire, renouveler la masse de l'atmosphère d'une grande enceinte, laquelle occupe, non-seulement les salles, mais encore les cours, les corridors, les offices et tous les appartemens quelconques, sans compter qu'il est plus difficile, malgré le plus grand nombre de servans, de tenir aussi propre un grand local qu'un petit? Aussi tout médecin aura-t-il pareillement observé que, tout étant égal, les malades guérissent mieux dans un petit hôpital que dans un grand. Bien plus sage est la méthode qu'on a, dans certains pays, d'avoir un hôpital pour chaque régiment, aux soins du chirurgien-major; ou si ce plan n'est pas adoptable parmi nous, on doit au moins se borner à n'avoir dans chaque hôpital que le seul nombre de malades qu'un seul médecin peut soigner avec méthode et discernement; sinon, on sera sans cesse exposé aux maladies épidémiques.

Enfin, il n'est pas moins essentiel que l'autorité oblige les agens des hôpitaux à faire laver les couvertures et autres ameublemens de lits qui ont servi à certains genres de maladies, avant de les employer pour d'autres malades : cette négligence coupable qu'on est toujours prêt à nier, est un foyer continuel de contagion. On doit aussi laver les capotes et les habits des malades ; au lieu que les premières servent successivement à plusieurs, et que les derniers sont entassés dans le magasin des sacs, où ils acquièrent encore une nouvelle mal-propreté. Est-il surprenant, après cela, si le soldat qui sort de l'hôpital avec son habit mal-propre et sa chemise sale, qui avait subi le même sort, éprouve des rechûtes pires que la première maladie, et porte la contagion partout où il passe?

Je sais que ces vues et autres sont usées; mais les larmes que les dernières calamités viennent encore de faire couler, nous prouvent qu'il est toujours temps de répéter les choses utiles, et qu'on ne doit pas se lasser de le faire. Malgré cet amour de l'or, qui paraît avoir pris aujourd'hui la place de toutes les autres passions, et fermé l'accès à la sensibilité, je ne doute pas qu'il n'existe encore quelques ames généreuses qui n'attendent que d'être instruites des malheurs qui arrivent pour employer tout leur pouvoir à les calmer : tandis que des flatteurs leur peignent d'un côté tout en beau, il faut de l'autre que des écrivains patriotes ne craignent pas de mettre au jour la partie malade ; leurs vœux seront remplis tôt ou tard, car enfin la bienfaisance est un sentiment dans lequel toutes les espèces de gloire aimeront toujours à se reposer.

FIN.

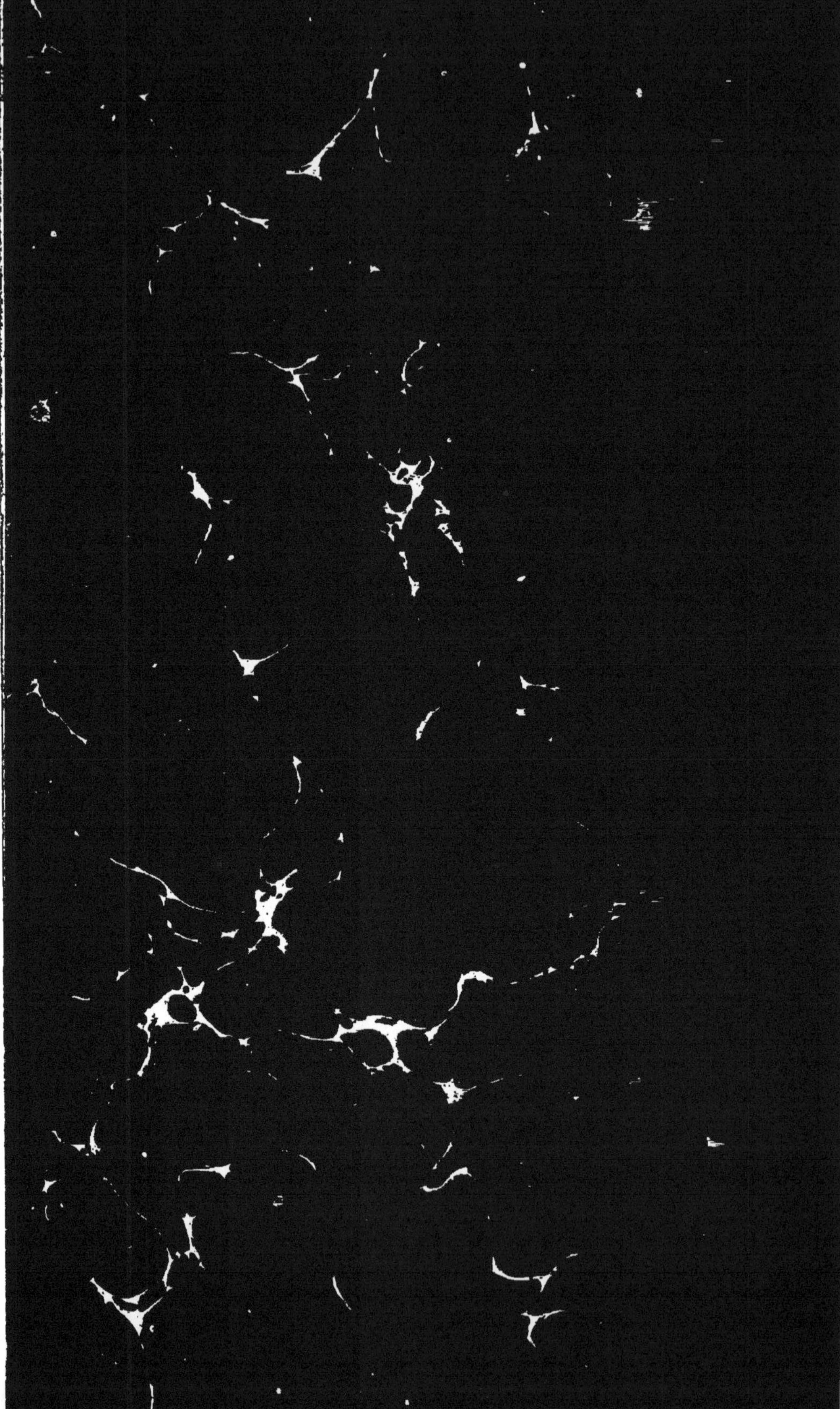

www.ingramcontent.com/pod-product-compliance
Ingram Content Group UK Ltd.
Pitfield, Milton Keynes, MK11 3LW, UK
UKHW031048260726
13965UKWH00006B/730

9 782013 497428